RENMIN

WEISHENG JIANKANG SHIYE

CONG ZHELI

CHUFA

人民卫生健康事业
从这里出发

江西省卫生健康委员会 ◎ 编著

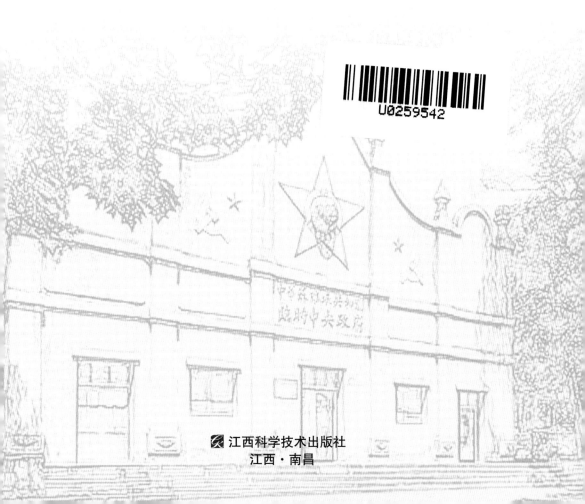

江西科学技术出版社

江西·南昌

图书在版编目（CIP）数据

人民卫生健康事业从这里出发 / 江西省卫生健康委
员会编著 . -- 南昌：江西科学技术出版社，2021.12
ISBN 978-7-5390-7888-5

Ⅰ.①人… Ⅱ.①江… Ⅲ.①医疗保健事业 – 史料 –
中国 Ⅳ.① R199.2

中国版本图书馆 CIP 数据核字 (2021) 第 270173 号

国际互联网（Internet）地址： http://www.jxkjcbs.com
选题序号： ZK2021440
图书代码： D21003-101

人民卫生健康事业从这里出发 　江西省卫生健康委员会　编著
RENMIN WEISHENG JIANKANG SHIYE CONG ZHELI CHUFA

出版发行 / 江西科学技术出版社
社址 / 南昌市蓼洲街 2 号附 1 号
邮编 / 330009
电话 / 0791-86623491
印刷 / 湖北金港彩印有限公司
经销 / 各地新华书店
出品人 / 温　青
组稿编辑 / 张　旭
责任编辑 / 宋　涛　万圣丹
责任印制 / 夏至寰
美术设计 / 傅司晨　曹弟姐
开本 / 710mm×1000mm　1/16
印张 / 17.5
字数 / 203 千字
版次 / 2021 年 12 月第 1 版
印次 / 2021 年 12 月第 1 次印刷
书号 / ISBN 978-7-5390-7888-5
定价 / 80.00 元

赣版权登字 -03-2021-451

主　　编：王水平

副 主 编：朱烈滨　匡　胜

统　　稿：万德芝　黄迅前　刘善玖　钟继润

编　　者：（以姓氏笔画为序）

　　　　　毛磊焱　卢　恬　刘付春　刘孝杰　肖小明

　　　　　邱　明　张莉芳　周兆龙　钟小芳　贺文赞

　　　　　徐　潮　黄智德　程赛杰

党史审读：梁发明

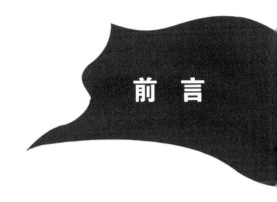

前　言

习近平总书记指出,一切向前走,都不能忘记走过的路;走得再远、走到再光辉的未来,也不能忘记走过的过去,也不能忘记为什么出发。

江西是中国革命的摇篮、共和国的摇篮、人民军队的摇篮和中国工人运动的策源地,孕育了伟大的井冈山精神、苏区精神和长征精神。江西同样也是人民卫生健康事业的孕育地、共和国卫生健康部门的发祥地和"红医精神"的铸就地。在这片红土地上诞生了中国共产党领导创建的第一所红军正规医院——小井红光医院,建立了中国共产党第一个卫生管理机构——苏维埃中央内务部卫生管理局,确立了中国共产党领导医疗卫生工作的第一个总原则——"不准丢下一个伤病兵",组建了第一所卫生学校——中国工农红军军医学校,创办了第一份卫生专业报纸——《健康》报。可以说,党领导的卫生健康事业正是从江西一步步走来，穿越了血雨腥风的革命岁月，经历了波澜壮阔的发展征程，见证着新中国卫生健康事业从这里出发并走向辉煌。

中国共产党从成立之初就把保障人民健康同争取民族独立、人民解放事业紧紧联系在一起。早在条件艰苦、缺医少药的土地革命战争时期，中国共产党就进行了惠及民生的卫生健康事业的探索与实践，特别是人民卫生健康事业发展取得的宝贵经验和伟大成就，对于今天的健康中国建设，仍然具有重要的指导意义和现实作用。从预防为主方针到健康中国战略，从一切为了伤病员到人民至上、生命至上，传承着人民卫生健康事业的初心使命；从卫生管理局到卫生健康委员会，从小井红光医院到中国人民解放军总医院（301 医院），从中国工农红军军医学校到中国医科大学，从《健康》报到《健康报》，记录着人民卫生健康事业的发展历程；从苏区卫生防疫运动到全国爱国卫生运动，从"用中西两法治疗"到"中西医并重"，指引着人民卫生健康事业的前行方向。百年来，中国共产党在长期的奋斗中锤炼出卫生健康事业伟大的精神和品格。在人民卫生健康事业的创建和发展过程中，无数革命先辈用鲜血和生命铸就了以政治坚定、忠诚执着，生命至上、救死扶伤，艰苦奋斗、无私奉献，技术优良、敢于创新等为主要内涵的红医精神。

2021 年是伟大的中国共产党成立 100 周年，也是全面建设社会主义现代化国家新征程的开启之年。由江西省卫生健康委员会组织，由中国井冈山干部学院、赣南医学院、南昌医学院等单位多位专家编写了《人民卫生健康事业从这里出发》一书，本书包括淬炼卫生健康初心、创办发展红色医院、实施战地伤员救护、开展群众卫生运动、建立卫生管理体系、培养医务卫生人员、培育锻造红医精神、赓续红色卫生血脉、共建共享健康中国等九个方面的内容，旨在总结历史经验，认识和把握人民卫生健康事业的发展规律，赓续红色血脉，传承红色基因，激励卫生健康战线干部职工不忘初心、牢记使命，共同谱写健康中国美好的明天。

本书的编写坚持历史唯物主义和辩证唯物主义的立场和观点，忠于历史的真实，着眼传承红色卫生基因这条主线，突出政治性、思想性、学术性和可读性，全面梳理、系统总结中国共产党领导的人民卫生健康事业在苏区的开辟、建立与发展历程，深刻诠释卫生健康的初心和使命，揭示人民卫生健康事业发展壮大规律，探索与总结中国共产党卫生健康治理思想，力争编成存史、资政、育人的优秀读本。

历史车轮滚滚向前，红色基因代代相传。由中国共产党百年奋斗史凝结而成的红色卫生健康文化，不仅属于过去，更属于当下和未来。一个个鲜活的历史人物，一曲曲惊天的慷慨壮歌，一桩桩生动的历史事件，承载着无上的伟大光荣，蕴涵着丰富的民族智慧，闪烁着璀璨的精神之光。我们要把学习党史与推进新时代卫生健康事业高质量发展结合起来，挖掘和传承卫生健康事业红色基因，提振干事创业的精气神，不断提升全民健康的质量和水平，把卫生健康事业改革发展的新成效更多地体现在增进人民的健康福祉上。人民卫生健康事业发展的初心使命和红医精神，必将激励我们勠力同心、担当作为，在新时代健康中国建设新征程上凝聚奋进力量，书写优异答卷，再创新的辉煌！

《人民卫生健康事业从这里出发》编委会

2021 年 12 月

目 录

第九章 **共建共享健康中国** / 217

后记 / 266

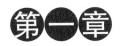

第一章

淬炼卫生健康初心

健康是中国人民千百年来不断追寻的共同愿望，一切为了人民的健康是中国共产党卫生健康工作的初心，实现和保障人民健康是中国共产党卫生健康事业的使命。中国共产党的卫生健康初心是由中国共产党的创党初衷、性质和宗旨决定的。我们党的历史，既是一部争取民族独立、人民解放、民族复兴的斗争史，也是一部追求人民幸福和保障人民健康的奋斗史。中国共产党自从确立了卫生健康的初心就始终致力于践行初心。中国共产党领导下的人民卫生健康事业正是从中央苏区出发，一路走到了建设健康中国的今天。

一、中央苏区创建前的卫生状况

在中国 2000 多年的封建社会里，人民的卫生健康权一直被统治阶级漠视，普通民众的生命健康基本上是听天由命。特别是伴随着大规模战争，封建王朝频繁更迭，通常会引发大面积的瘟疫，极大地影响民众的生存和身心健康。据解放军出版社出版的《中国历代战争年表》记载，从春秋战国时期到 1911 年，中国历史上发生过有规模的战争就达 3756 次；据陈高佣等编著的《中国历代天灾人祸表》记载，从春秋战国时期到 1840 年，中国历史上发生的大范围瘟疫就达 826 次。

辛亥革命结束封建统治以后，因为军阀割据，北洋政府始终没有形成统一的卫生行政管理体制。南京国民政府成立后，在广大民众改进卫生状况的急切要求下，在部分留学归国人员的努力推动下，政府部门开始注意城乡的公共卫生事业。1927 年，南京国民政府在内政部下设卫生司，掌管全国卫生行政工作。1928 年 11 月，卫生司改为卫生部，内设医政、保健、防疫、统计、总务五个司，另设中央防疫委员会。1931 年 4 月，卫生部改为卫生署，仍隶属于内政部。1936 年，卫生署改由行政院直属。

为摘掉帝国主义强加在中国头上"东亚病夫"和"世界肮脏国度之最"的帽子，南京国民政府在医疗卫生方面曾经做过一些努力，比如推行公医制度，实行"新生活运动"，但由于主要代表地主、官僚、资产阶级利益的政府体制束缚，加上军阀混战、局势动荡，国民政府统治下的医疗卫生事业进程缓慢，收效甚微。这一时期医疗卫生水平总体上是相当落后的。一是人口死亡率高。有资料表明，1922—1934 年，我国农村各地抽样调查的普通死亡率为 30‰，为全世界各国普通死亡率的最高值 [1]。二是人民身体素质差。仅就儿童而言，1929—1934 年南京、上海等城市有关机构对 12.6 万余名学童进行健康检查的结果显示，90% 以上有缺陷，健全者不足 10% [2]。经济相对发达、生活水平较高的城市尚且如此，其他地区的情况可想而知。据江西省健康委员会 1935 年统计，省会各小学学校儿童的健康检查结果显示，在 10759 人当中完全健康者仅有 2037 人，而其余 8000 多人，每人均有一种缺陷或一种以上的缺陷，各种缺陷的总数竟达 16019 例，儿童的健康程度十分低微 [3]。在省会城市生活的儿童尚且如此，可见旧中国儿童健康状况堪忧。

积贫积弱、卫生落后是当时社会的基本特征，健康素质低下、贫病交加是当时民众的基本状况。

（一）组织体系不健全，医生、医疗机构少

中央苏区创建前的医疗卫生事业主要存在以下两种状况：

一是医疗组织体系不健全。国民政府成立之初，依照北洋政府旧制，一省的卫生工作由民政厅主管，下设省立医院，并在省公安局设卫生科。各县卫生工作亦由县公安局具体承办。以江西省为例，1934 年省卫生处成立前，全省并没有一个专门的卫生机构对全省卫生事业加以管理，许多卫生事务都是依附在其他部门体系之中，不被重视。如医事教育机关省立医学专科学校、助产学校直属教育厅，由教育厅主管，南昌市立医院却由南昌市政委员会主管。卫生组织过于分散、凌乱，政出多门，没有形成一个统一的组织体系，难以实行统筹管理。

二是医疗机构少、医生缺乏。英国传教士麦高温对晚清和民国早期中国

---

① 《卫生周刊》，《江西民国日报》，1934 年 9 月 26 日。
② 《卫生行政》，中央训练委员会，内政部印行，1942 年 1 月出版，第 8 页。
③ 《儿童健康问题》，《卫生周刊》，《江西民国日报》，1935 年 7 月 21 日。

医生缺乏的状况有一个描述："无论男人还是女人，人人都可以不受任何限制地公开地行医。中国没有大学考试，没有医院，没有对医药学和解剖学的研究，行医也不需要烦人的执照。只要那个人有一件长衫，一副有学识的面孔——就像在英国常见到的那种人一样，以及对于汤药和成药的肤浅知识，他随时都可以治疗令一流的西医内科医生头痛的疑难杂症。"①《江西民国日报》曾经刊发社论对当时医生素质差的状况进行过抨击，"各县医生，流品复杂，往往有一知半解，拾人牙慧者，亦持名医籍，乱开药方，草菅人命，莫此为甚，故医生之登记与检定，实为各县刻不容缓之图"②。

现实的情况是职业医生严重缺乏，可政府颁发的相关法规却不切实际。北洋政府于 1922 年颁布《管理医师暂行规则》与《管理医士暂行规则》，其中对医师资格认定要求极高，如"国内学成者，非在教育部立案之医校毕业不可，留学归国者则在国外经医师开业试验合格"③等，这些规则好高骛远，完全不顾国内西医发展现状，如此一来，合格的西医师可谓是凤毛麟角。中医师想要取得资格则更为不易——必须从政府承认的中医学校毕业，这一做法根本脱离中国的国情，因为当时绝大多数中医师是师传或祖传，加上当时政府承认的中医学校极少，如果按此规则来办理，那大多数中医师都不合格。

数据显示，当时江西省农村的医疗机构极度稀少，医务人员极其紧缺的。到 1934 年 6 月，江西省 77 个县中仅有 21 个县设立了医院，24 个县设立了县立诊疗所。这 45 个县中有 17 个县的医院或诊疗所只有 2 名医师；其余 28 个县均仅有 1 名医师，占县立医院或诊疗所总数的 62%。医务人员最

---

① ［英］麦高温：《中国人生活的明与暗》，朱涛、悦静译，时事出版社 1998 年版，第 189 页。
②《推行各县卫生工作》，《卫生周刊》，《江西民国日报》，1935 年 6 月 8 日。
③ 陈明光：《中国卫生法规史料选编（1912—1949.9）》，上海医科大学出版社 1996 年版，第 623 页、第 620 页。

多的是永新县立医院，有 17 名医务人员；万载县立诊疗所、永丰县立诊疗所的医务人员最少，全所就是所长兼医师 1 人；有 19 个县立医院或诊疗所医务人员仅 2 人；医务人员为 5 人及 5 人以下的县立医院或诊疗所有 71 所，占总数的 92.2%。

直到 1935 年，龙南县才创办所谓的"平民医院"，仅有医师 2 人，护士 2 人，医助人员 6 人，卫生员 1 人，药剂员 1 人，病床 10 张。中医中药由私人开店经营，有的售药兼营他业。赣南各县的医疗状况大致相似，于都县直到 1940 年 8 月才有一所西医医院，医师 1 人，助手 1 人，1942 年 3 月停业；到 1946 年，全县只有 3 所医院，从业人员 22 人，其中西医诊所 2 家，从业人员 5 人。

正是因为政府设置的医疗机构稀缺，而民间又仅有一些行走的中医"郎中"，所以西方教会创办的医院趁虚而入。鸦片战争打开了中国的国门，欧美传教士纷纷到华传教，为吸引和拉拢信众，教会纷纷在中国设立西式医院，"借医传道"。教会在开设西式医院的同时，还创办西医学校和护士、助产职业学校，培养西医人才。传教士以救死扶伤的方式发展信徒、实行宗教渗透，客观上促进了中国医疗事业的发展进步。清代晚期，传教士们"施医舍药"的传教活动由沿海地区逐步向内地山区扩展。第二次鸦片战争后，西式医院遍布中国各地，"凡是有传教士的足迹，就有西式诊所和医院"[①]。

（二）卫生事业经费严重不足

卫生事业经费是公共卫生建设的基础和保障，经费在一定程度上决定了该项事业的发展前景。国民政府成立初期在公共卫生方面没有设立专项资金，

---

① 马伯英、高晞、洪中立：《中外医学文化交流史——中外医学跨文化传通》，文汇出版社 1993 年版，第 400 页。

该项工作仅是附属于民政厅或各地公安局。1928 年，依据全国内政会议决议，江西省在丁米项下划出三成作为卫生行政经费专款[①]。

直到 1934 年，国民政府才列支卫生事业专项经费。但由于当期政府腐败、外国资本主义的经济冲击和军阀的割据混战，中国经济凋敝，政府能拿出来用于公共卫生事业的经费为数甚微。1934 年，江西省卫生经费为 63.81 万元，人均卫生费只有 0.05 元，直到 1940 年，人均卫生费也才 0.11 元。由于财力不足，致使卫生机构少，卫生设施差，卫生人员力量薄弱、技术水平极低，卫生事业发展缓慢，卫生行政管理严重滞后。1935 年 8 月江西省政府统计的江西各县县立医院或诊疗所经营状况表明，1934 年，全省 45 所医院、诊疗所的全年经费总额为 80872 元，平均每所医院、诊疗所的全年经费约为 1797 元，即每月不到 150 元。在各县立医院、诊疗所中，经费最多的是南昌县立医院，全年 5688 元；最少的是永丰县立诊疗所，全年仅 220 元，每月不到 18.5 元[②]。还有一组数据也从侧面反映了当时江西的卫生事业状况：1916 年江西的人口达到 2509 万，到 1935 年却降至 1569 万，人口减少虽有战乱和出逃的原因，但主要还是由于饥饿、瘟疫、疾病等原因造成了大量人口的死亡。

江西是土地革命中心区域，战事连连，国民党江西省政府无心顾及卫生事业，军事行动是当时省政府的中心工作，江西财政支出的 90% 用于战争之中[③]，远高于同期全国其他省份的军事开支比例。

（三）疫病流行造成人口大量死亡

中央苏区所在地——赣南，属于亚热带季风气候，全年气候温暖，雨量充沛，无霜期长，既有利于植被生长，也为各种病菌提供了温床，故赣南也

---

① 方颐积：《十年来之江西卫生》，《赣政十年》，民国江西省政府 1941 年编印。
② 刘治乾：《江西年鉴》（1935），第 413—417 页。
③ 万振凡、林颂华：《江西近代社会转型研究》，中国社会科学出版社 2000 年版，第 206 页。

是各种瘟疫的高发区。据《赣州地区志》记载，苏区创建前后，赣南地区各种传染病、地方病流行：寻乌县天花流行，死人无数。汶口一带霍乱流行，死亡40余人。会昌县筠门岭霍乱流行，死亡700余人。兴国县一直有痢疾、疟疾、天花、霍乱、乙型脑炎等传染病发生，其中1913年霍乱流行，死亡人数极多，埠头船田邱姓一家就死去7人，城内郭舜和兄弟6人死去5人；1930年瘟疫造成40余人死亡①。宁都县固厚天花流行，不到一个月染病者3000余人，死者甚多；霍乱在该县持续3年之久，造成2000多人死亡；该县疟疾发病率高达80%以上，每年9—10月疟疾患者激增，"木籽熟来稻子黄，包头扎脑病在床；木籽掉了无人摘，谷落稻田又生秧"，这首民谣就是当时农村疟疾肆虐的真实写照。

江西其他地区的疫病情况也大抵如此。据《萍乡市志》记载，1918年，萍乡排上乡西坑村痢疾流行，死亡29人。1922年，萍乡安源天花流行，死亡者甚众。1924年，萍乡东源楼下屋场410人中，患有天花者81人，其中死亡18人。1933—1934年，安源痢疾暴发，家有病人者十有五六。源溢乡罗家湾15户106人，一个月内，有82人患病，38人死亡，其中罗上文一家7口全部死亡。

同时，广大农村居民思想观念落后和不讲卫生的生活陋习，加剧了卫生环境的恶化和疾病的蔓延。一是农村盛行早婚、缠足和吸食鸦片，农民身体孱弱，疾病缠身；二是农民的公共卫生意识薄弱，不注意生活环境的清洁，与牲畜同屋，随地便溺、乱丢垃圾，加剧了疫病的传播。

此外，血吸虫病、结核病、伤寒及副伤寒、斑疹伤寒、流行性脑膜炎、产褥热和新生儿破伤风等疾病也普遍流行，劳苦大众的生命健康受到极大

---

① 江西省赣州地区志编纂委员会：《赣州地区志》，新华出版社1994年版，第2434页。

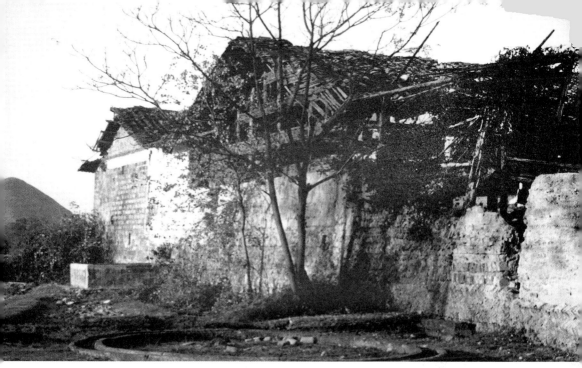

图 1-1　凋敝的乡村

威胁。如血吸虫病，是上饶等地流行最广、危害最大的一种地方病。患者轻则犹如慢性痢疾，拉脓屙血，面黄肌瘦，四肢无力；重则肝脾肿大，腹胀如鼓，骨瘦如柴，精神萎靡，基本丧失劳动能力。当时有歌谣云："头若苦槠，腹成筲箕，手如猫爪，脚如柴槁。""一把锄头三斤铁，走到田头歇三歇；举起锄头没有劲，放下锄头就想困。"玉山县是血吸虫病的重疫区，到新中国成立前夕，被毁灭的村庄 93 个，全家死绝的 2966 户，被夺去性命的达 18200 多人[1]。

中央苏区建立前，赣南、闽西、粤北等地极其落后的医疗卫生状况及国民党政权的腐败无能，使得当地民众有病无处医、有病医不起成为常态，人民热切盼望有新的政治力量、用新的执政理念和政策措施来加以解决。中国共产党及其卫生健康思想和政策主张应运而生。

---

① 上饶地区地方志编纂委员会：《上饶地区志》(下)，方志出版社 1997 年版，第 1312 页。

二、中国共产党关于卫生健康的主张

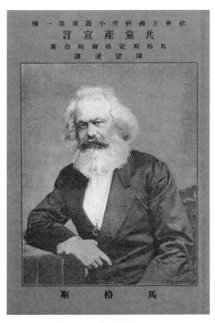

图1-2 《共产党宣言》

中国共产党的卫生健康思想不是凭空而来的，也不是一蹴而就的，它的形成有其深厚的理论渊源和较长的历史过程。中国共产党的卫生健康思想秉承了马克思主义的本质立场和远大理想，接受了马克思主义的思想指导和理论营养。

马克思主义认为，医疗卫生活动与其所处的社会形势紧密联系在一起，无产阶级进行革命斗争的目标之一是通过争取改善劳动条件和生活条件，改善卫生状况，来保障劳苦大众的生命健康。马克思、恩格斯十分关心无产阶级的卫生状况，号召工人们也有权利像正常人一样生活，有权享有医疗服务。他们认为社会主义社会的医生应当把"保护健康"作为根本目的，应当"保持一切价值的源泉即劳动能力本身"[1]，强调卫生工作应当主要是服务于无产阶级劳动者的，主张要从根本上改善工人的卫生状况，提升工人的健康水平。

中国共产党关于卫生健康的主张不但源自马克思主义卫生健康理论，还源自党的早期领导人对人民健康素质的认识和对生活在社会最底层劳苦大众贫病交加生活状况的现实关切。陈独秀很早就发文批评中国青年体质虚弱，难堪重任，"手无缚鸡之力，心无一夫之雄；白面纤腰，妩媚若处子；畏寒怯

---

[1]《马克思恩格斯全集》(第26卷)，人民出版社1972年版，第159页。

热，柔弱若病夫：以如此心身薄弱之国民，将何以任重而致远乎？"[1]1912年6月和1913年4月，李大钊发表了体现自己初步政见的两篇文章《隐忧篇》《大哀篇》，把"工困于市，农叹于野"[2]的状况作为社会六大隐忧之一加以论述和分析。1917年，毛泽东就在《新青年》杂志发表了《体育之研究》的论文，发出"欲文明其精神，先自野蛮其体魄"的呼吁。

近代以后，由于西方列强的入侵、由于封建统治的腐败，中国逐渐成为半殖民地半封建社会，山河破碎，生灵涂炭，中华民族遭受了前所未有的苦难[3]。1925年12月，毛泽东在《中国社会各阶级的分析》一文中指出，中国的工业无产阶级经济地位低下，"他们失了生产手段，剩下两手，绝了发财的望，又受着帝国主义、军阀、资产阶级的极残酷的待遇"[4]。而中国农村占人口绝大多数的贫民，作为半无产阶级者，则"既无充足的农具，又无资金，肥料不足，土地歉收，送租之外，所得无几，更需要出卖一部分劳动力。荒时暴月，向亲友乞哀告怜，借得几斗几升，敷衍三日五日，债务丛集，如牛负重"[5]。

中国共产党作为中国最先进的阶级——工人阶级的政党，不仅代表着工人阶级的利益，而且代表着中国人民和中华民族的利益。中国共产党从诞生之日起，为中国人民谋幸福、为中华民族谋复兴就成为中国共产党人怀揣的初心和肩负的神圣使命，一大批中国共产党人为此抛头颅、洒热血，不懈地奋斗着。与中国共产党的初心使命方向一致、目标一致，为中国人民谋健康就成了中国共产党卫生健康的初心。中国共产党从掌握革命武装、实行武装割据、建立红色政权、实现局部执政后，迅速将自己的卫生健康初心付诸实

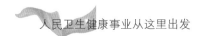

践，转化为现实，切实解决劳苦大众的就医防病问题。

三、中国共产党卫生健康初心的本质与内涵

坚持和践行中国共产党的卫生健康初心，首先必须明白什么是中国共产党的卫生健康初心，中国共产党的卫生健康初心与中国共产党的初心是什么关系，中国共产党卫生健康初心的基本内涵是什么。

（一）中国共产党的卫生健康初心

什么是初心？在现代汉语里，它就是指做一件事情最初的心意、最原始的心愿和最早的出发点。根据词义分析，中国共产党的卫生健康初心就是中国共产党开展卫生健康事业最初的本意和最早的出发点。那么，中国共产党作为人民卫生健康事业的开创者、实践者和推动者，其卫生健康初心就是一切为了人民的健康。中国共产党领导中国人民开展的卫生健康事业是在中央苏区时期奠基的。在当时的境况下，中央苏区卫生事业一方面是为了满足军事斗争的需要，保护革命战士的身体、救护革命战士的创伤、保证革命军队的战斗力；另一方面是为了满足根据地人民健康生活的需要，保护根据地民众健康、开展群众卫生运动、提高卫生健康水平。从中央苏区时期开始，中国共产党就在局部执政实践中努力践行卫生健康初心。

（二）中国共产党卫生健康初心的内涵

2017年10月18日，在中国共产党第十九次全国代表大会的报告中，习近平总书记明确指出："不忘初心，方得始终。中国共产党人的初心和使命，就是为中国人民谋幸福，为中华民族谋复兴。"人民幸福、民族复兴就是我们中国共产党人的奋斗目标。中国共产党卫生健康初心的内涵就是发展人民健康事业、保障人民健康幸福。

什么是幸福？既有生活富足的幸福、自由民主的幸福、和平安全的幸福，也有健康长寿的幸福。健全的医疗服务和健康的身体素质是人民幸福的重要指标。对此，习近平总书记在多个讲话中作过论述。"我们的人民热爱生活，期盼有更好的教育、更稳定的工作、更满意的收入、更可靠的社会保障、更高水平的医疗卫生服务、更舒适的居住条件、更优美的环境、期盼孩子们能成长得更好、工作得更好、生活得更好。人民对美好生活的向往，就是我们的奋斗目标"[1]。"人民身体健康是小康社会的重要内涵，是每一个人成长和实现幸福生活的重要基础"。2021年3月23日，习近平总书记在福建考察时明确指出："现代化最重要的指标还是人民健康，这是人民幸福生活的基础。把这件事抓牢，人民至上、生命至上应该是全党全社会必须牢牢树立的一个理念。"

四、中国共产党卫生健康思想的萌芽、发展与初步形成

中国共产党卫生健康思想是中国共产党卫生健康初心的理论根基，是中国共产党领导下的卫生健康工作的行动指南。在马克思主义卫生健康理论指导下，在中国共产党的不懈探索下，中国共产党卫生健康思想在中国共产党建党时期播下种子，在井冈山斗争时期萌发幼苗，在中央苏区局部执政时期走向成熟。

（一）中国共产党卫生健康思想的萌芽

习近平总书记指出："我们党从成立起就把保障人民健康同争取民族独立、人民解放的事业紧紧联系在一起。"[2]1922年7月，中国共产党在"二大"

---

① 《习近平谈治国理政》（第一卷），外文出版社2014年版，第4页。
② 《习近平谈治国理政》（第二卷），外文出版社2017年版，第370页。

宣言中明确提出"为工人和贫农的目前利益计",当前的任务是,改良工人待遇,实行八小时工作制,工厂设立工人医院及其他卫生设备,保护女工和童工等。

1923年6月,《中国共产党党纲草案》分别就工人和农民的利益诉求,提出了中国共产党的主张,其中对工人利益的主张就有"工厂卫生及劳动条件以法律规定,由国家设立监查机关监督执行,但工人有权参与之"[①]。

1924年11月19日,《中国共产党对于时局之主张》明确,为全民族的解放,为被压迫的兵士农民工人小商人及知识阶级的特殊利益,本党将向临时国民政府及国民会议提出目前最低限度的要求:"八小时工作制,年节星期日及各纪念日之休假,最低限度的工资之规定,废除包工制,工厂卫生改良,工人补习教育之设施,工人死伤保险法之规定,限制童工之年龄及工作时间,女工妊孕前后之优待,这都是工人目前最低限度的要求。"[②]提出这些要求"是一切人民及其代表之责任"。

1925年5月,中国共产党在第二次全国劳动大会中发布了《经济斗争的决议案》,必须实行八小时工作制,"欧西各国工人,数十年来为要求此制度的实现,不知经了几千百万次的运动,流了几千百万工人的血,但是中国工人可做十二点以至十八点钟的工,难道中国工人就不是一样的血肉构成的人么?我们现在应与各国的工人共同争这八小时的工作制的规定",现在中国的劳工条件"已经坏到极点",中国工人阶级遭受到的是最残酷的剥削,同样纺织工人的工资待遇,中国工人不及日本工人的三分之一。"许多六岁未满的小孩,终日站着做十二小时以上的苦工,这还是人的生活么?"中国各工厂的

---

①《中共中央文件选集》(1921—1925),中共中央党校出版社1989年版,第143页。
②《中共中央文件选集》(1921—1925),中共中央党校出版社1989年版,第307页。

设备，很少顾及工人身体的健康，危险之事常常发生。如上海祥经丝厂的大火，工人被烧死者数百人，平时因工厂之不洁，而得肺痨疫症以死者，更不可计其数；又在工人工作受伤失业或死亡后，亦无相当的保障。千百万的工人，还未到他精力衰疲之时，而已衰弱不堪，失去了他们的力量，失去了他们的康健和生命。呼吁"一切企业机关，应设法消除或减少于工人身体有害的工作及生产方法，并当预防不幸的事情之发生；极力注意工场卫生与防疫事宜"。"对于从事于有危险健康工作之工人，工厂须供给他以种种抵抗危险的服装用器消毒材料等"。可恨的是，在黑暗的旧制度下，这些为劳苦大众谋利益的诸多主张，都无法实现。因此，"工人阶级的斗争，不论是经济的或政治的，只有一个最后的目的，就是劳动的完全解放。劳动的完全解放，只能在资本主义制度推翻，政权完全操入劳动者手中之后"[1]。

1925 年 7 月 20 日，在《中国共产党中央执行委员会为工会条例事告全国工人》中强调，赤色工会最重要的职责是团结工人的力量，反抗资本家的压迫，其任务是"力争增加工资，减少工作时间，礼拜日和年节的放假休息，改善一切劳动条件，保护童工女工。工会帮助失业的会员，有病的年老的会员。创办通俗及职业教育、俱乐部、寄宿舍，使工人能够得到娱乐和休息"[2]。

这一时期，中国共产党也积极开展和实施了维护工人卫生健康权益的实践。1922 年 9 月，毛泽东、李立三、刘少奇组织领导的安源路矿工人大罢工就是一次成功的斗争。党组织针对路矿当局欺压工人的实际情况，为改变"少年进炭棚，老来背竹筒。死了不如狗，病了赶你走"的凄惨状况，喊出"从前是牛马，现在要做人"的口号。安源路矿工人俱乐部发表《萍乡安源路

---

① 《中共中央文件选集》（1921—1925），中共中央党校出版社 1989 年版，第 634 页。
② 《中共中央文件选集》（1921—1925），中共中央党校出版社 1989 年版，第 433 页。

矿工人罢工宣言》，提出保障工人政治权利及增加工资，保护工人身体健康，改善因公伤亡待遇等 17 项要求。在党组织的正确指导下和全国工人组织的支持声援下，罢工取得最后胜利。在罢工工人和社会舆论的压力下，9 月 18 日，路矿当局不得不同意罢工工人提出的部分要求，签订《十三条协议》，其中就包括工人病假须发工资一半；因公殒命，矿局须给予抚恤金；工人因公受伤不能工作者，路矿两局须予以相当的职业等条款。安源路矿工人大罢工是中国工人运动史上的一次壮举，也是中国共产党为工人阶级践行卫生健康初心的最早的一次成功实践。

（二）中国共产党卫生健康思想的发展

中国共产党开始独立谋求卫生健康的实际工作是在第一次国共合作破裂后，而全面筹划卫生健康事业则是从中央苏区时期开始的。中国共产党建立了中华苏维埃共和国临时中央政府，实现了局部执政，中国共产党领导政府和军队通过制定方针政策、设置管理机构、开办红军医院、创办医务学校、开展卫生运动等措施，使中央苏区卫生健康事业蓬勃发展起来。

大革命失败以后，党的八七会议确定了土地革命和武装斗争的总方针，紧接着中国共产党组织发动了震惊全国的三大起义：1927 年 8 月 1 日的八一南昌起义、1927 年 9 月 9 日的秋收起义和 1927 年 12 月 11 日的广州起义。随着武装斗争的发动，中国共产党独立领导开展的卫生健康事业也揭开了序幕。据参加过八一南昌起义的战士回忆，为救治伤兵，八一南昌起义部队南下过程中除安排随部队的医官及看护外，还设置过临时的医疗场所。

秋收起义爆发后，为了战伤救护的需要，中国共产党领导下的卫生健康事业翻开了新的一页。早在 1927 年 9 月，中共江西省委就在《江西省革命委员会行动纲领》中提出，要"积极进行各种公众卫生事业的建设，如建立免费的普通医院，特别医院（如疯人院、废疾院等）"①。

1927 年 10 月，毛泽东带领秋收起义部队放弃攻打长沙和南下的既定计划，转战湘赣边界，最终落脚江西宁冈，来到井冈山茅坪。之前，在三湾改编时，毛泽东就注意到了伤员的救治和安置问题，组建了以专门收容、治疗伤病员为根本任务的卫生队。到达茅坪后，为让部队伤病员得到有效救治，工农革命军在取得宁冈、永新地方党组织和当地农军袁文才的支持后，以卫生队为基础，在攀龙书院成立了茅坪后方医院，这是中国共产党最早建立的医院。

从井冈山时期起步，到中央苏区时期完善发展，一直到长征转移，中国共产党的医疗卫生事业，先是满足部队，再到兼顾地方，再从组织、机构、队伍、设施等各个方面不断充实，形成了基本完善的医疗卫生体系。

中央苏区时期，毛泽东对军队和地方卫生工作都作了深刻的思考。在 1929 年 12 月召开的古田会议上，毛泽东强调"军政机关对于卫生问题，再不能像以前一样不注意，以后各种会议，应该充分讨论卫生问题"。1930 年后，国民党军队多次发动军事"围剿"，前方战事万分危急，毛泽东依然屡屡提醒和要求我们干部必须关心群众生活，关注群众的疾病卫生问题。1934 年 1 月，毛泽东在《关心群众生活，注意工作方法》一文中指出："我们要胜利，一定还要做很多工作。解决群众的穿衣问题，吃饭问题，住房问题，柴米油盐问题，疾病卫生问题，婚姻问题。"我们要取得群众的支持，"就得和群众在一起，就得去发动群众的积极性，就得关心群众的痛痒，就得真心实意地为群众谋利益，解决群众的生产和生活问题，盐的问题，米的问题，房子的问题，衣的问题，生小孩子的问题，解决群众的一切问题"。"我们应该深刻地注意群众生活的问题，从土地、劳动问题，到柴米油盐问题……许

---

① 江西省档案馆等：《中央革命根据地史料选编（下）》，江西人民出版社 1982 年版，第 3 页。

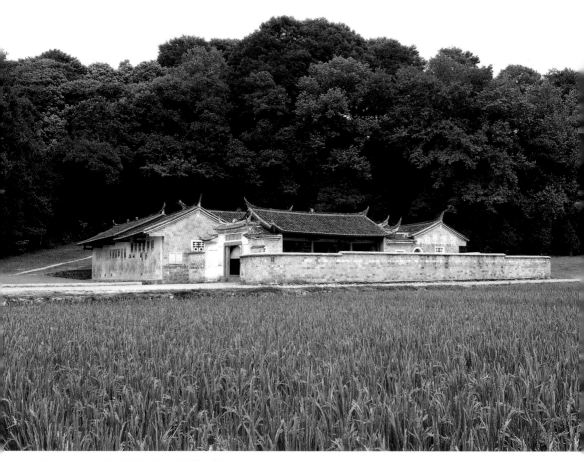

图 1-3 古田会议旧址（福建上杭古田）

多人生疮害病，想个什么办法呢？一切这些群众生活上的问题，都应该把它提至自己的议事日程上。应该讨论，应该决定，应该实行，应该检查。"[1]毛泽东还在《长冈乡调查》中指出："疾病是苏区中一大仇敌，因为它减弱我们的革命力量"，"发动广大群众卫生运动减少以至消灭疾病，是每个乡苏维埃的责任。"[2]1931年第三次反"围剿"战斗结束后，国民党军队撤离时对东固地区施放毒药，造成很多群众烂手烂脚、拉痢腹泻等，毛泽东亲自带领红十二军医务人员，对当地群众实行免费救治。

在党和中革军委的高度重视下，中央苏区的医疗卫生事业从起步到发展，逐步走向完善。1931年11月，中革军委总军医处成立，专门领导红军的医疗卫生工作，1年后改称为中革军委总卫生部，随后各军团（军）和师一级也设立了卫生部，团设卫生队，连设卫生员，红军卫生行政管理体系初步建立。

同时，在苏区地方政权系统中，也形成了由内务部主管的卫生工作领导体系。1931年12月，中华苏维埃共和国临时中央政府在内务人民委员部之下设立了卫生管理局，主管全苏区的卫生工作。省、县、区苏维埃政府相继设立卫生领导机构，成立卫生科，随即各种服务基层和苏区群众的医疗机构也纷纷建立起来。苏区人民群众的卫生健康问题走进中国共产党的执政视野。

（三）中国共产党卫生健康思想的初步形成

中央苏区局部执政时期，中国共产党通过一系列制度建设，使卫生健康工作步入正轨，标志着中国共产党卫生健康思想初步形成。

1931—1934年，中华苏维埃共和国临时中央政府及其下属机构、中革军

---

[1]《毛泽东选集》（第一卷），人民出版社1991年版，第136—138页。
[2]《毛泽东农村调查文集》，人民出版社1982年版，第327页。

委先后颁布了很多法律、条例，下发了很多文件、训令，比如《中华苏维埃共和国宪法草案》《中华苏维埃共和国劳动法》；中华苏维埃共和国人民委员会颁布的《苏维埃区域暂行防疫条例》《卫生运动指导员工作纲领》；中央内务部制定的《卫生运动纲要》；中革军委下达的《关于开展卫生防疫运动的训令》，颁布的《红军卫生法规》《暂定传染病预防条例》；中革军委总卫生部制定的《卫生员工作大纲》《师以上卫生勤务纲要》等。中央苏区政府和中革军委的领导人还围绕卫生健康工作做过不少批示，发表了很多讲话。这些法律、条例、文件、训令、批示和讲话，从各个方面阐释了中国共产党卫生健康思想的内涵。

一是医务人员要有坚定的政治立场。1932年1月，在于都县城的一座教堂里，中国工农红军军医学校举行隆重开学典礼，中革军委主席朱德在典礼讲话中强调，要做"红色军医"，不仅要有舍己救人的工作精神，要有精湛的医疗技术，还要有"建立在对人民、对伤病员的阶级感情之上的、坚定的政治立场"[1]。曾在苏区卫生工作岗位上担任领导职务的姬鹏飞，在回忆当年的情况时，不胜感慨地说："我们当时有太多病人，同时我们的药品和食物都特别缺乏，但我们还是勉励自己做好工作。护士的工作最辛苦，我们大概总共有1000名护士，他们大多数是少年，极少数是妇女。他们以良好的精神面貌努力地工作着，他们始终保持着工作热情，是因为他们对人民、对伤病员，怀有极其深厚的阶级感情。"[2]

二是医务人员要为广大人民服务。保障工农劳苦大众的健康是当时苏区政府卫生工作的根本任务。1933年9月，中央内务部卫生管理局、中革军委

① 冯彩章、李葆定：《贺诚传》，解放军出版社1984年版，第71页。
② 饶作勋、王芒森：《医国著先鞭——纪念傅连暲将军》，海潮摄影艺术出版社1994年版，第190页。

总卫生部、红军卫生学校及其附属医院共同成立了中华苏维埃共和国卫生研究会，建会宣言开宗明义地表示，设会的目的就是要使"服务于劳苦大众的医药卫生事业"能够更好、更有力地开展。与此同时，中央内务部决定，在县和区的卫生部门之下，必须设立诊疗所，免费为群众看病。在《苏维埃共和国卫生研究会简章》中明确指出："本会宗旨为研究卫生医药问题，保障工农劳苦大众的健康，提高卫生人员的技术。"由于战争需要，苏区医疗卫生管理机构是由军队和地方两个系统组成。1933年2月，毛泽东在动员福音医院院长傅连暲将医院改编为红色医院时，对新成立的中央红色医院，明确要求既要服务于红军，也要服务于广大老百姓，"这个医院除了给红军看病外，也要给老百姓看病"[1]。

三是要建立比较完善的医疗保障制度。中华苏维埃共和国临时中央政府一直重视医疗保障工作，1930年先后制定和颁布了两部劳动法，即全国苏维埃区域代表大会于1930年5月通过的《劳动保护法》，1930年9月全国苏维埃大会中央准备委员会通过的由中共中央提出的准备提交"一苏大会"讨论的《劳动法草案》。这两部法律都以法律条文的形式明确了苏区人民享有的医疗保障权利以及医药费、抚恤金等的发放标准。苏区还广泛设立了贫民医院和公共诊疗所，确保每个人都能根据病情的轻重缓急获得相应的医疗服务。1931年12月颁布的《中华苏维埃共和国劳动法》则直接指出了人民的医疗卫生权，规定对一切雇佣劳动者实行"免费的医药帮助——不论是普通病，或因工作致病，遇险受伤，职业病等都无需支付医药费，其家属也同样享受免费的医药帮助"[2]。

---

①《毛泽东年谱（1949—1976）》（第一卷），中央文献出版社2013年版，第394页。
②《中共中央文件选集》（第7册），中共中央党校出版社1991年，第791页。

相比于国民党的地方医疗事业，中央苏区的卫生事业无疑是成功的。虽然国民政府作为执政当局拥有丰富的资源和无可比拟的条件优势，但国民政府却把医疗卫生的重点放在城市，主要为官僚、地主、资本家服务。中国共产党领导下的苏区卫生事业面向全体苏区人民，特别是最底层的兵士、工人、贫民，激发了苏区群众开展卫生运动的积极性，中央苏区的医疗卫生工作风生水起，颇有成效。苏维埃中央政府内务部在《卫生运动纲要》中就指出，"在国民党统治的白色区域内，工人农民……没有余力去和污秽疾病作斗争。地主资本家呢？他们有的是钱，请医生开医院，讲究又讲究，不想有一灾半病危害他们的身体。他们的医院是不给工人农民开门的。国民党政府榨取了工农大量的血汗，却不把一文用到工农身上，只是忙于进攻苏区，却没有闲工夫给工人农民半点卫生常识。""苏维埃政府是工农群众自己的政府，要注意解决工农群众一切切身的痛苦问题，包括污秽和疾病，就是他要注意解决的一个大问题。"①

中国共产党在创党时期就确立了卫生健康初心，并在苏区局部执政实践中认真践行卫生健康初心，开展了卓有成效的卫生健康工作，取得了巨大成就，积累了许多成功的经验，其中的很多政策和做法延续到全民族抗日战争和解放战争时期，为新中国卫生健康事业的起步和发展奠定了坚实基础。

---

① 赣南医学院苏区卫生研究中心：《中央苏区卫生史料汇编》（第一册），解放军出版社2012年版，第227页。

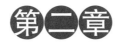

创办发展红色医院

在苏区创建、发展过程中，中国共产党十分重视红色医院的建设。1928年10月，在毛泽东起草的中国共产党湘赣边界第二次代表大会决议案中，把"建设较好的红军医院"作为巩固根据地的三大方法之一。红四军转战赣南、闽西后，在地方党组织和苏维埃政府的支持下，红军医院不断建立。到1934年10月长征前夕，红军部队开设的红军医院类型有：后方医院、野战医院、兵站医院、预备医院、残废院、疗养院等；苏维埃政府系统所开设的医院类型有：中央红色医院、苏维埃国家医院、贫民医院（诊疗所）、药业合作社及军区医院等。苏区红色医院的蓬勃发展，为广大军民的生命安全与健康提供了基本保障，为人民卫生健康事业的发展奠定了组织基础。

一、建设较好的红军医院

1927年8月1日，八一南昌起义部队曾设立卫生处，由于军医的散失，该卫生处未能有效救治伤病员。9月，秋收起义部队向井冈山进发，三湾改编时建立了第一个收治伤病员兼卫生管理的专门机构——卫生队，由何长工担任卫生队党代表，医务人员4名，看护班和担架班各10余人。

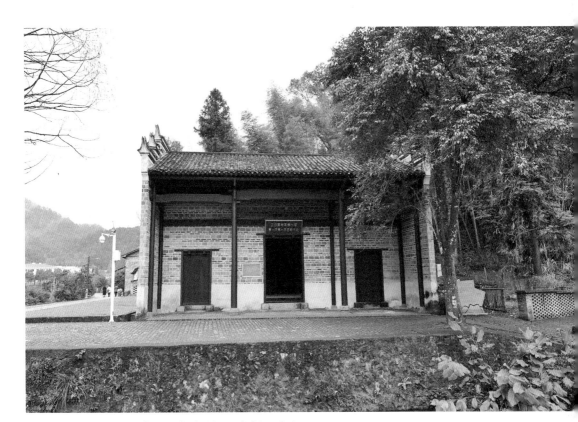

图 2-1　三湾改编时成立卫生队（江西永新三湾）

秋收起义部队到达宁冈县茅坪后，在茅坪的攀龙书院建立了第一所后方医院——茅坪后方医院，该医院为红军最早建立的医院，院长为曹镈，党代表何长工。1928年4月，朱毛红军会师后，红军在井冈山相继建立了大井医院和小井红光医院。1928年12月，小井红光医院建成，共有32间房间，约900平方米，分上下两层，下面住重伤病员，上面住轻伤病员，曾志任医院党总支书记。小井红光医院成为中国工农红军的第一所正规医院。

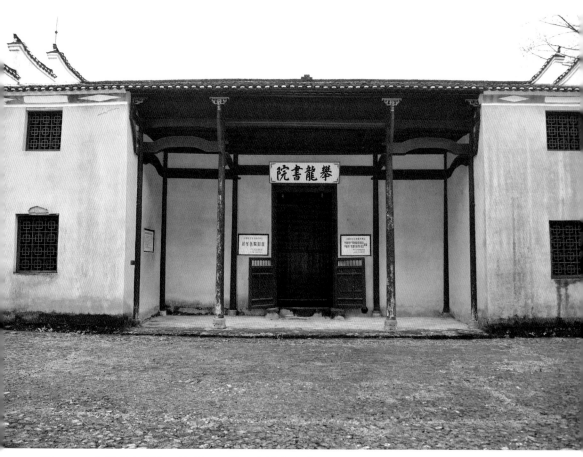

图 2-2　茅坪后方医院旧址（江西井冈山攀龙书院）

【阅读拓展】

小井红光医院

中国共产党历来高度重视军队医疗卫生事业的发展，在井冈山时期，便创建了小井红光医院。小井红光医院是我们党医疗卫生事业的伟大尝试，也是红军建立的第一所正规医院。小井红光医院始建于1928年冬，最初名为红光医院，是井冈山时期专门为收治伤病员而建立的。医院设有中医、西医，配有手术室、药房、担架排、看护训练班。

1929年1月，国民党调集18个团的兵力，对井冈山革命根据地展开第三次"会剿"。一天深夜，敌军从宁冈县斜源村绕道偷袭了小井村，住在小井红光医院和群众家中

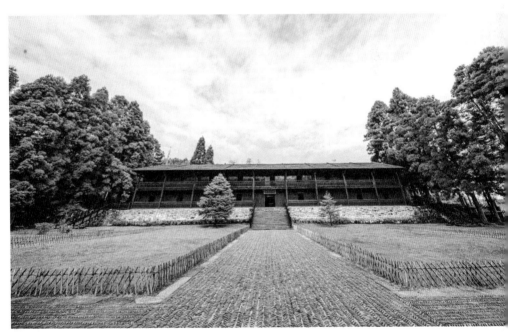

图2-3　小井红光医院旧址（江西井冈山小井）

的 130 多名重伤病员和部分医务人员因来不及转移，被敌军抓捕。敌人对红军伤病员严刑拷打，威逼伤病员说出红军主力的去向。伤病员们面对敌人的枪口，忠贞不屈，视死如归，最后在敌人的机枪扫射下全部英勇就义，小井红光医院也被国民党反动派烧毁。敌人撤走之后，隐蔽在深山丛林中的群众返回村里，冒着生命危险，把红军遗体集中掩埋。

中华人民共和国成立后，曾任小井红光医院党总支书记的曾志回到井冈山，前往小井红光医院旧址。在烈士们牺牲的那片稻田里，她不禁声泪俱下。1967 年，井冈山人民按历史原貌修复了小井红光医院，将烈士们的部分遗骨从小井迁到茨坪重新墓葬，并建造井冈山革命先烈纪念塔。

1929 年 1 月中旬，红四军从井冈山向赣南、闽西进军，开创了赣南闽西革命根据地。同年 6 月，蛟洋红军医院在福建上杭建立，这是闽西革命根据地成立最早的红军医院。后来蛟洋红军医院借助龙岩教会医院，利用其设备、医生和看护员，组建了闽西红军医院。

中央苏区创办的医院主要包括两大类，一是中央红军开设的红军医院，二是苏维埃政府开设的红色医院。到 1934 年 10 月，中央红军所开设的红军医院类型有：后方医院、野战医院、兵站医院、预备医院、残废院和疗养院及临时救护所和单位医务所（一般设置在人员较多的单位，如红军学校附属医院，红军彭杨步兵学校卫生所等）。苏维埃政府系统所开设的医院类型有：中央红色医院、苏维埃国家医院、贫民医院（诊疗所）、药业合作社及军区医院等。

（一）后方医院、野战医院

1930年底，中央苏区红一方面军开始第一次反"围剿"战争，各军团设置了野战医院随部队行动，留在后方收治伤病员的医院则称为后方医院。后方医院一般设置在相对安全稳定的地区，医疗设备和技术力量也相对较好，主要接收由野战医院初步处理后转来的重伤员。

野战医院则由军团或军所设置，配备院长1人、医生3人、看护员15—20人不等，随军行动，部队转移时需要立即跟随转移。野战医院一般部署在距离战场10—15公里的隐蔽地方，主要开展弹片摘除、伤口缝合等手术，伤员头部和截肢手术都由后方医院负责。在第二次反"围剿"战争中，红一方面军总部对野战医院的职能作了明确规定，即野战医院主要救治1个月内能治愈的轻伤员，1个月内不能治愈的重伤员则转送到后方医院。

【阅读拓展】

小布红军后方医院

小布红军后方医院是第二次反"围剿"战争期间组建的一所后方医院。小布位于江西宁都北部山区，是前后方交通联络要道上的一个村落，南邻黄陂，东通洛口，西可达红军医院后方基地的东固地区。苏区时期，小布是中共苏区中央局和苏维埃中革军委的诞生地，是中央苏区第一次反"围剿"战争红军集结地和指挥中心。

1931年5月，第二次反"围剿"战争打响，红军势如破竹，横扫七百里，直击福建建宁。随着战线由西向东延伸，战场距后方医院越来越远，伤病员的救护工作困难加大。5月25日，攻打广昌时，红一方面军总前委决定在小布设后方医院，在洛口设伤兵转送站。小布红军后方医院由此

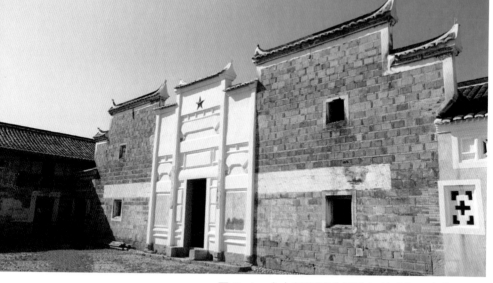

图 2-4 小布红军后方医院旧址（江西宁都小布）

成立，院长戴济民，政委彭振雁（后为谢焕辉）。院部设在高田新木坑陈家大屋，该屋为清末年间地主所建，是两层砖木结构，楼上楼下共有 100 余间。

据当地亲历者回忆，第一次反"围剿"战争时，红军曾在陈家大屋设有一所医疗所。第二次反"围剿"战争时设立小布红军后方医院，在层坑、横照、韶坊还设有 3 个分院，医院能做截肢和腹部手术。小布群众基础好，医院得到当地群众的大力支持。群众把自家的门板拆下给医院作病床，为医院提供粮食、蔬菜、禾草等，乡苏维埃政府组织担架队、洗衣队、慰劳队到医院服务。医院也给当地百姓治病。曾任高田乡苏维埃政府干部的黄良厚右腿跟部患疾，肿得厉害，行走不方便。医院院长戴济民用马把他送到韶坊分院做手术，几天后腿疾就好了。村民黄菊秀害眼疾，快要瞎了，经医院治疗后恢复了视力。黄菊秀十分感激，专门做了一双布鞋送给医生[1]。

第二次反"围剿"战争之后，小布一直是红军伤病员救治的重地。1932 年 8 月 8 日，乐安、宜黄战役时，红一方面军在小布设立了兵站和兵站医院，小布成为前方连接后方的兵站干线和作战物资的供应基地。

1932 年 9 月，红一方面军第三次卫生会议在小布召开，会议转变了红军卫生工作的理念——由重治疗转变为重预防、以预防为主，在红军卫生工作史上具有里程碑的意义。这次会议还传达了中革军委的决定，将中革军委总军医处改名为中革军委总卫生部。

1933 年 3 月，在第四次反"围剿"战争的草台岗战斗时，红一方面军仍在小布设置后方医院。

（二）兵站医院、预备医院

1930 年 11 月第一次反"围剿"前夕，江西省苏维埃政府建立了 3 个兵站处，负责办理红军给养和伤员后送事宜，这是中央苏区苏维埃政府建立最早的兵站。1931 年 5 月下旬，第二次反"围剿"的广昌战斗前夕，红一方面军在洛口设立伤兵转运站，将广昌战斗中的伤员和病员经野战医院处理后送洛口伤兵转运站，再转送到小布红军后方医院。

---

[1] 曾庆圭：《关于红一方面军总后方医院旧址的调查记录》，1975 年 8 月 15 日，摘自宁都县博物馆馆藏资料。

1933 年春，中央组建了战地工作委员会（简称"战委"），决定由总兵站指挥部领导兵站医院，兵站医院下设 3—4 个所，每个所有所长、政治指导员、医生各 1 人，看护 15 人，兵站医院主要负责转运伤兵过程中的伤情处置工作。至此，中央苏区逐步建立起"师绷带所—野战医院—兵站医院—后方医院"的伤员救护及后送体系。

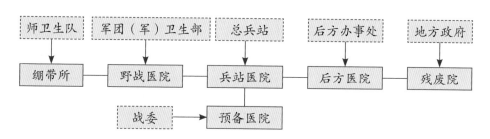

图 2-5　第四次反"围剿"战争中的战场救护与指挥体系示意图

预备医院主要负责接收兵站医院的伤员和留治轻伤员，预备医院由"战委"直接调遣，医务人员则由中革军委总卫生部调配。兵站医院一般不接纳住院伤病员，其职责是根据伤员伤情，将伤员进行分流，把需要进行大手术的重伤员送往后方医院，需要紧急抢救的危重伤员或需要住院治疗的轻伤员则送往预备医院。预备医院的设置，解决了前方野战医院与后方医院距离过长的问题，是战场救护体系的重要补充，对缓解野战医院和后方医院的压力、提高救治效率、减少伤病员转送过程中的痛苦具有重要的作用。

（三）残废院

1931 年 11 月，中华苏维埃共和国临时中央政府颁布《中国工农红军优待条例》，明确规定"国家设立残废院。凡因战争或在红军服务中而残废者入院休养，一切生活费用由国家供给"[1]。

---

[1] 高恩显、高良、陈锦石：《新中国预防医学历史资料选编（一）》，人民军医出版社 1986 年版，第 28 页。

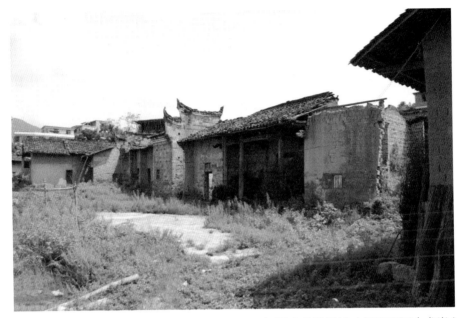

图 2-6　红军疗养院旧址（江西兴国古龙岗）

1932 年 1 月 3 日，红军残废院在胜利县（今于都银坑、兴国古龙岗一带）正式开办，直属中革军委总卫生部，下设 4 个休养所，收容 480 多名残疾军人。残废院建立了消费合作社，保障残疾军人就近购买日常生活用品。院部建立了俱乐部（后称列宁室），供残疾军人阅读报刊、休闲娱乐、自编话剧等使用。

相比之下，国民党不仅对伤残人员置之不理，甚至肆意打骂、虐待伤残人员，想要得到一安全休养的场所比登天还难，致使伤残人员流浪街头、挨饿受冻，伤残人员痛苦不堪。而在中国共产党和苏维埃政府的领导关怀下，红军残废院成立了，残疾人员受到国家的抚恤和群众的爱护，得到良好的休养和照顾，这体现了"革命的人道主义"精神，也体现了人民卫生健康事业的人民性。

二、发展苏维埃医院

为了保障人民群众的生命安全和身体健康，苏区各级苏维埃政府普遍设立了公共诊疗所和药业合作社等，为人民群众健康提供了基本保障。

（一）公共诊疗所

中央苏区建立之前，赣南、闽西的医疗机构十分稀缺，除福建汀州福音医院，江西寻乌褆民医院、于都宝血堂等少数教会医院外，大部分城镇只有中药铺，店主自己或聘请郎中坐堂问诊，乡村也仅有少量的"土郎中"和规模甚小的药材铺，没有医院性质的专门治病场所。群众患病主要依靠民间土方、偏方来处理，如遇重大疾病，唯有求神拜佛，期盼奇迹出现。

中国共产党最早创建的革命根据地之一的东固革命根据地，在 1929 年 11 月成立赣西临时苏维埃政府时，即专门开办了药材部，并配备医生和工作人员，为当地民众提供医疗服务。

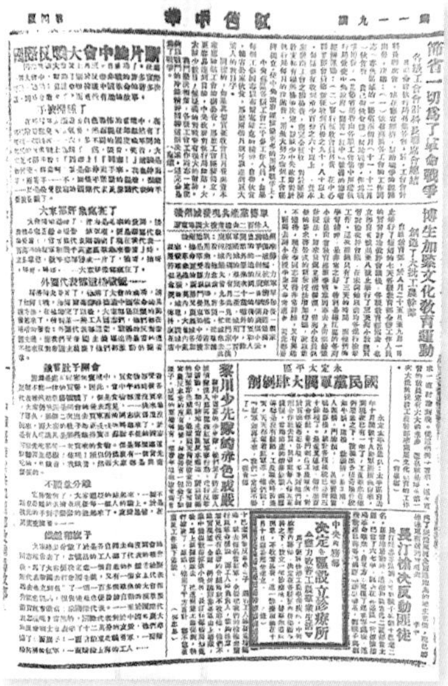

图 2-7 《红色中华》报道各区设立诊疗所

中华苏维埃共和国临时中央政府成立后，即大力推动"苏维埃的医院"建设。各级苏维埃政府相继设立专门卫生管理机构，加强医疗卫生工作的领导与管理，并规定各县、区、乡均应成立类似公共看病所性质的医疗服务机构。1933 年 7 月，中央内务部制订的卫生工作计划强调要"以县城和区为单位设立公共诊疗所"。9 月，中央内务部为方便工农群众医治疾病，"决定在各县区内务部卫生科之下，设立一个诊疗所，替群众看病开单，不收看病费，这一诊疗所须在十月十日以前完全建立"①。于是，中央苏区工农医院、公共诊疗所及红色药店、药业合作社等名称不一的医疗机构纷纷建立起来，为苏区民众生命健康提供了有力保障。

（二）药业合作社

药业合作社是苏区医疗保障体系的重要组成部分。药业合作社是以群众集股经营为主要特征的集医疗与药材销售为一体的合作医疗组织，是一种股份制性质的医疗保障形式。1932年8月，江西永新县苏维埃执行委员会《关于动员群众帮助红军的通令》指出："合作社应经常注意取便采办药材，各区乡要尽量鼓动群众集股开办药业合作社，如果基金缺乏时可由苏维埃介绍去工农银行借贷以充实药业合作社的基金，并须奖励私人经营的药材事业。"②药业合作社主要采取群众入股筹资的形式来统一采购药材。从兴国革命纪念馆保存的该县上社区药业合作社第11号股票证上看，每个家庭只需持有1股，股金为银圆5角，入股家庭成员在合作社购买药材便可享受优惠，年终还可从合作社盈利中获得分红。

药业合作社解决了群众寻医问药的问题，突显了诸多优势，引起中华苏维埃共和国临时中央政府的高度重视，1933年7月，中央内务部卫生管理局特别提出要设立药业合作社。至此，中央苏区药业合作社进入新的发展阶段。

药业合作社的开办，一方面通过群众入股的办法，解决了政府发展医药事业资金短缺问题；另一方面，有效打击了投机药商高额盘剥的恶劣行为，维护了人民群众的利益。入股社员在药业合作社里治病取药，既能享受政府

---

① 《中央内务部决定各区设立诊疗所，尽力改善工农群众生活》，原载《红色中华》，1933年10月15日。
② 赣南医学院苏区卫生研究中心：《中央苏区卫生工作史料汇编》，解放军出版社2012年版，第166页。

提出的"不取诊病费"的优惠政策，又能以更低廉的价格购得药材，减轻了经济负担，年终还能获得分红收益，这一举措使得苏维埃政府得到了广大人民群众的支持、拥护。1932年11月，江西省苏维埃政府报告，该省万泰县设立药业合作社7个，内附设公共看病所5个，另设医院1个；永丰县有药业合作社7个；宁都县有药业合作社10个，贫民医院1个；兴国县有药业合作社10个[①]。《石城县志》记载，1932年春，该县各级苏维埃政府普遍建立了医药合作社，县设医药中心合作社，区设医药合作社，有的乡也建有合作社，合作社免费为群众看病，并每年为小孩接种牛痘。

三、加强医院管理

1930年后的多次反"围剿"战争造成红军伤病员与日俱增，红军医院迅速发展，但是医务人员、药品、医疗器械等医疗资源却严重不足，医院管理明显滞后。

（一）医院管理滞后

1. 伤病员出入院管理不规范

严格出入院管理是合理有效配置医疗资源、提高医疗质量的必要手段。为了避免轻微疾病人员进入医院占用医疗资源和敌对分子混入医院伺机破坏等情况，中央苏区红军医院实行了严格的"介绍入院制"，即入院治疗的人员必须有当地政府或所属部队开具的介绍信方可入院。但是，在实际操作上，这一制度并未执行到位。1933年10月26日，中革军委在《关于介绍和收容

---

① 江西省档案馆、中共江西省委党校党史教研室：《中央革命根据地史料选编（下）》，江西人民出版社1982年版，第237—238页。

伤员以及处置手续规定的通令》中，指出了各兵站及各医院对伤病员出入医院的管理普遍存在紊乱和疏忽的现象，即各兵站对介绍伤病员的入院手续执行不严格，对自称有病的人不问其有无介绍信或未查其介绍信是否属实，即随便出具介绍信便可入院，以致破坏分子趁机到医院捣乱。

在伤病员出院时，不少红军医院为了响应"提高工作速度，增加愈员数量来配合前方红军的伟大胜利"[1]的号召，单纯追求伤病员出院数量，忽略了出院质量，往往把伤病未愈或刚刚痊愈、尚无战斗力的或已成残废的人员也送到了前方去。这一极不负责任的做法，使一些未痊愈人员在奔赴前线途中就因伤病复发而又返回医院，或刚到前线又须送返，这不仅增加了医药费用的耗费和伤病人员的痛苦，还削弱了红军的战斗力。

2. 少数红军医院管理混乱

中央苏区的大多数红军医院管理规范、秩序良好，例如红军总医院（红军卫生学校附属医院、中央红色医院）。但也有少数红军医院管理较混乱，存在对伤病员的治疗和看护不到位，甚至发生医疗事故的现象。

1929年12月，毛泽东在《古田会议决议》中就指出了闽西蛟洋红军医院的管理问题：无组织状态、不清洁、御寒衣服被窝不够、饮食恶劣、房子窄等[2]。

1934年1月14日，《红星》报报道了中革军委巡视团巡视各医院的情况，详细指出了被巡视医院存在的问题，如"工作人员学习医术，成绩极坏"，"第四后方医院发生消毒不严，几个月后还有生蛆的。福建的四都医院更糟，有几月后伤口反复，开刀发现还有纱布的"。福建某医院"曾发生一

---

① 赣南医学院苏区卫生研究中心：《中央苏区卫生工作史料汇编》，解放军出版社2012年版，第358页。
②《毛泽东文集》(第一卷)，人民出版社1993年版，第111页。

个反革命医生胡乱下药毒死伤病员的事件"①。这些触目惊心的事件表明，红军医院亟须加强内部管理，防止反动分子的破坏，进一步规范医务人员的医疗行为，关心爱护红军伤病员，保障苏区军民的生命健康。

3. 少数医务人员消极怠工、贪污腐化

红军创建初期，战争频繁，救治任务繁重，对弃暗投明的国民党医务人员尚未彻底完成思想改造，以致许多不良的医疗作风渗透到革命队伍之中。同时，红军医院管理制度也不健全，缺乏有效监督，医务人员消极怠工、贪污腐化等现象时有发生。1934年2月25日，据《红星》报报道，军委突击队进行突击检查时发现，疗养院院长赵佛招对工作不负责任，生活腐化，挪用公款，拿公款去做生意挣钱。该院的管理科科长、一所所长、指导员等都是贪污分子；没有设立列宁室等组织；教育、卫生等工作也是形式主义，教育不深入，生产收获极少。医院没有发扬阶级友爱的精神，工作人员的表现不负责任，如一所工作人员自己吃白米，休养员却吃粳米，还打骂休养员。

（二）加强医院管理

红军医院管理存在的诸多混乱现象，不仅严重影响红军战士伤病的治疗，使不少红军战士产生怕"挂花"的思想，而且极大影响红军战斗力的恢复。因此，整顿医院秩序、加强医院管理成为中央苏区医疗卫生工作十分迫切的任务。

1. 严格出入院手续

1931年8月28日，闽西苏维埃政府印发《关于伤病员入院批准权限的通知》，强调在红军伤病员大量增多和医院药品紧张的情况下，为了保障伤病员能够及时得到救治，红军医院需遵照先伤后病、重伤急治的原则，不得收

---

① 《医院中的琐记》，原载《红星》，1934年1月14日。

治轻病者。1933 年 7 月 10 日，中革军委针对医院盲目追求出院数量的情况发布了《关于出院检查与发入院出院费的训令》，特别规定"以后伤病痊愈出院时候，医院首长要负责督促医生严密检验，不使再有一个伤病未愈的到前方去"①。

1933 年 10 月 26 日，中革军委再次发布《关于介绍和收容伤员以及处置手续规定的通令》，进一步规范了各兵站和医院收容伤病员必须履行的手续。与此同时，针对各部队伤病员入院、转院及发休养费手续不统一的问题，1934 年 3 月 6 日，中革军委总卫生部专门统一了入院证和住院证的样式，加强了住院管理，使伤病员从入院、住院到出院都有章可循，维护了正常的医疗秩序，使有限的医疗资源得以合理有效的利用，提高了医疗救治效率。

2. 加强对伤病员的关心和爱护工作

红军伤病员是苏区医院的主要治疗和服务对象，为了加强对红军伤病员的关心和爱护工作，党和苏维埃政府不仅建章立制，一再将红军伤病员的救治工作提升到战略高度加以重视，而且党和苏维埃政府领导人还以身作则，亲自看望慰问伤病员，为苏区军民树立了榜样。特别是 1934 年 1 月，中革军委总卫生部提出的"一切为了伤病员"的口号，迅速成为中央苏区广大医务人员的行动指南。

1933 年 8 月 15 日，红军总政治部颁布《中国工农红军医院政治机关工作暂行条例》，规定医院要"采取政治上一切措施，保障伤病人员伤病的迅速痊愈和提高伤病人员的政治情绪"，"计划组织欢迎伤病人员进院与欢送伤病人员出院的工作"，"注意改善伤病人员的物质生活"，"预防和消灭一切违反

---

① 赣南医学院苏区卫生研究中心：《中央苏区卫生工作史料汇编》，解放军出版社 2012 年版，第 358 页。

伤病人员利益的行为（如官僚主义的对待伤病人员）"等①，对红军医院关心爱护伤病员提出了更加明确的要求。

在党和红军领导人的领导、感召和红军卫生机关的组织实施下，红军医院面貌焕然一新。为了推进工作和交流经验，1933 年 8 月 13 日—9 月 2 日，红军第一、二、三、五后方医院，第二预备医院和残废医院组织医院参观团，相互参观学习交流，发现各医院在卫生、治疗、娱乐、给养等方面普遍有了较大改善。卫生方面，"室内清洁是普遍的，而室外清洁亦有三分之二做得很好"，"洗衣、洗澡、剃头、剪指甲是大多数做到的"，"病房空气流通，适合卫生的有 95%"，"残院第二所经常打扫天井，沟渠洒以石灰，消灭了蚊虫"，"二预院、二后院进行了捕蝇运动，而消灭了蝇子"。内务方面，"大多整齐，而五后院、二后院、二预院是全院一直整齐的。精神大多都很好"。文化娱乐方面，各院都有室内乒乓球、棋等娱乐设备，残院二所还有吹箫、弹琴、唱歌等娱乐活动。伤病治疗方面，各院医生除每天诊断一次外，还根据伤病轻重情况进行巡视；休养员大多情绪良好，伤病反复的很少，"消毒是大多数都严密"。给养方面，各院都执行了三餐饭的办法，其中残废院二所因为休养员自己种菜砍柴，给养最丰富，比其他各院要好②。

3. 加大对医务人员的教育和惩处力度

红军医务人员特别是医生，作为专业技术人员，承担着救死扶伤的重任，其职业道德和素养直接关系到红军战斗力的恢复，影响着苏维埃政权的巩固与发展。党和苏维埃政府一方面严惩医务人员中的渎职怠工、贪污腐化等行为；另一方面加强教育，督促医务人员践行救死扶伤的宗旨，防微杜渐，

---

① 赣南医学院苏区卫生研究中心：《中央苏区卫生工作史料汇编》，解放军出版社 2012 年版，第 377 页。
② 《医院参观团的片断记述》，原载《红星》，1933 年 10 月 22 日。

防患于未然。

党和苏维埃政府极为重视医务人员群体，在政治上、薪资待遇上和生活条件上处处予以优待与照顾，但是对渎职怠工、贪污腐化人员则"零容忍"，严惩不贷，主要措施有开除军籍、开除党籍、撤职查办、移交法庭裁判等。经过媒体披露的种种不良现象，当事人都受到了相应的惩处。通过打击医疗队伍中的不良分子，净化了医院空气，保障了医院的正常运转。

在党和苏维埃政府的教育引导下，广大医务人员廉洁奉公，勤俭节约，主动提出减少津贴，积极购买公债，为苏维埃政权建设和苏区军民健康夜以继日艰辛工作。

四、苏区时期的知名医院

中央苏区时期，红军和苏维埃政府大力发展、完善红军医疗救治机构，创办了一批知名的红色医院，除小井红光医院、红军总医院外，还有中央红色医院、苏维埃国家医院、赣东北红军总医院、黄岗医院等。

（一）中央红色医院

中央红色医院的前身是福建汀州福音医院，福音医院原名"亚盛顿医馆"，是 1908 年由英国人创立的教会医院。医院设有外科、妇产科、五官科、骨科、皮肤科等，设备齐全、技术先进。1925 年受"五卅运动"的影响，外国院长、医生、护士相继逃离，傅连暲被推选为医院院长。不久，亚盛顿医馆改名为"福音医院"，成为闽西地区医疗技术和设备较好的医院。

【阅读拓展】

傅连暲：苏区"第一个模范"

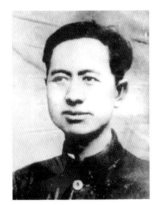

图 2-8 傅连暲

傅连暲（1894—1968），原名傅日新，福建长汀人。中国人民解放军和新中国医疗卫生事业的奠基人、创始人之一，开国中将。

傅连暲出生于福建山区贫寒之家，从小在基督教会学校读书、学医，受父母影响成为一名虔诚的基督教徒。随后在长汀行医，颇有声望，于1925年担任福音医院院长。1927年，八一南昌起义部队经过长汀，傅连暲冒着生命危险收治了300多名受伤官兵，治好了徐特立、陈赓等共产党人的伤病。1929年3月，红四军攻克汀州城，傅连暲再次接收伤病员，并为红军官兵普遍接种牛痘，预防天花蔓延。

1931年，汀州成为中央革命根据地重要经济中心，被誉为"红色小上海"，福音医院成为中央苏区最大的一所红色医院，医疗设施设备首屈一指。1932年秋天，毛泽东肺病复发，到福音医院住院治疗。四个多月后，恢复健康的毛泽东要返回瑞金，询问傅连暲的意向。傅连暲毫不犹豫地说：

"跟主席到瑞金去！"毛泽东问他医院怎么办，他说："搬到瑞金去！"

当时傅连暲每月有200银圆的诊金，还有医院院长的薪俸200银圆，这在当时绝对是高收入，同时还是当地社会名流贤达，享有极高的声誉。为了表示破釜沉舟，永不再回长汀的决心，傅连暲舍去了这一切，还把自己多年积累的2000多银圆全数兑换成了苏维埃币，并动员母亲和妻子到瑞金生活，被赞誉为苏区"第一个模范"。从此，傅连暲将自身命运、家庭和信仰一并交给了共产党。

1933年2—3月，傅连暲将长汀福音医院除地皮、房子外的全部家当，包括病床、药架、玻璃门窗、百叶窗等，都搬到中央苏区所在地瑞金朱坊洋江下村，建立了中央红色医院。从此，苏维埃政府有了自己的正规医院，傅连暲也铁了心跟共产党走。

1934年10月，傅连暲跟随中央红军主力长征。长征途中，他不仅保证了部分中央领导和战士们的健康，而且个人也经受住了生与死的严峻考验。1938年，毛泽东高兴地对他说："傅医生，你可以入党了！"经毛泽东、陈云证明并参加中央党训班，傅连暲终于成了一名共产党员，时年44岁，实现了从基督教徒到共产主义战士的巨大转变。

在延安，傅连暲历任中央总卫生处长兼中央医院院长、中央军委总卫生部副部长。新中国成立后，历任中央人民政府卫

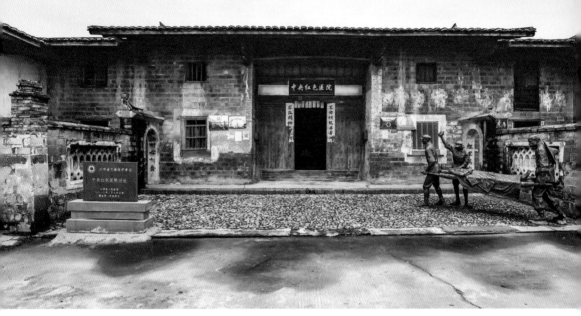

图 2-9　中央红色医院旧址（江西瑞金朱坊）

生部副部长、中央军委总后勤部卫生部第一副部长、中华医学会会长等职。

苏区时期，福音医院一直保留着教会医院的牌子。1927 年 8 月，该院积极救治起义军伤病员，又以教会医院的名义秘密为红军服务。1928 年冬，福音医院院长傅连暲得知一批共产党员有危险，立刻采取行动，使 15 名革命同志得以安全撤离。1929 年，毛泽东、朱德率领红四军进入汀州城，该院用 3 周时间为全军官兵普遍接种了牛痘，成功防止天花在红军将士中传播。

根据毛泽东的指示，傅连暲依托福音医院的技术力量，先后创办了红色看护学校和红色医务学校，为苏区和红军培养了一批医务人员。1933 年 3 月，连同学校搬至瑞金朱坊的福音医院，正式改称"中央红色医院"，福音医院的历史从此结束。同年 8 月，中央红色医院与红军总医院合并，成为红军卫生学校附属医院。

（二）苏维埃国家医院

1934年4月，苏维埃国家医院在瑞金沙洲坝成立。5月，《红色中华》报道了"苏维埃国家医院成立"的消息，该院第一任院长是傅连暲。因傅连暲当时尚未加入党组织，改由周月林兼任第二任院长、胡德兰任第三任院长，傅连暲仍为医院医生。

苏维埃国家医院有着严格的管理制度。一是对收治病人的规定。医院规定，因病须进医院就诊者，必须持有单位负责人的介绍信。患者来医院经医生检查后，由医生决定是否收治住院。二是对危重急症患者的规定。对危重急症患者，经医生诊断后，由单位负责送往医院，并按照医院规定入院休养诊疗。三是对门诊、出诊的规定。每天上午8—12点为医院门诊接诊时间，出诊时间为上午9点到下午4点。凡是病轻、工作上又允许离开者，都应在门诊时间到医院就诊。普通病人必须在医院门诊时间内找医生看病，否则医院概不接待。因为医院规模小、医生少，需要提高诊治效率，所以出诊对象主要为危重急症患者和事务繁忙的政府要员。即便如此，也要以电话通知或书面通知的形式预先告知，并由医务科长进行统一调配，不允许病人随便打电话到医院找医生看病。四是对药品及收费的规定。医院实行公费医疗，病人的药品必须按照医生所开处方由医院药房发放，每人每天一律收医药费银圆2角，由病人所在单位支付。如果病人因病需要服用贵重药品，则由医生报告给院长，经批准后才能发放并收取药费。五是对医院后勤服务的规定。医院实行住院供给制，凡住院病人的伙食均由医院统一供给。

第五次反"围剿"战争失利后，傅连暲等医务人员跟随中央红军主力长征，国家医院也就此解散。

（三）赣东北红军总医院

赣东北红军总医院，是第二次国内革命战争时期，方志敏在赣东北苏区亲手创办的一所重要的红军医院。

1928 年 7 月，中共弋阳县委领导的工农革命军一连进行了扩编，并改番号为"红军第二军第二师第十四团"。随着红军的建立与发展，以及革命战争的需要，方志敏亲自委派李长先赴弋阳九区仙湖村筹办红军医疗所。

起初，李长先邀请懂得医道的乡间武术师傅杜振芳为医疗所医师，并选派当地群众刘济铭及横峰蒋家坞的胡广、胡广灵等人做学徒兼职做护理工作，协助杜师傅。医疗方法主要是依靠杜师傅所掌握的治疗跌打损伤的土药方，自采自制丸、散、膏药，用盐水、浓茶或石灰水给红军伤病员清洗伤口，再用苦瓜囊、苦叶菜、木瓜叶、野葡萄叶等敷贴伤口。当时唯一的医疗器具便是几把铜制镊子。经过两三个月的艰苦筹建，这个极其简陋的红军医疗所逐步发展到能接纳 30 多名伤病员的规模。

1928 年冬，国民党第 36 旅周志群部向磨盘山根据地发动第三次"围剿"，局势危急，附近群众用担架抬着全部伤病员隐藏在高山密林之中，医疗所即成了一个临时性的"流动医疗所"。直至 1929 年秋，局势逐渐稳定后，隐藏在附近各地的"流动病床"才集中到磨盘山麓的西潭庙。

1930 年夏初，红军攻下铅山河口镇，并动员镇上的何秀夫医师带着全部药品和器械参加红军。何秀夫毕业于厦门医科学校，擅长外伤科，正是红军急需的人才。不久，红军打下乐平鸣山，缴获了一批数量可观的药材，并俘虏了一名国民党军医，经教育动员，该医官欣然加入红军。更可喜的是，景德镇有位曾留学日本千叶医科大学的医学博士邹思孟也加入了红军队伍。

随着医务人才的聚集，创办红军医院的条件也日臻成熟。1930 年 7 月中旬，仙湖西潭庙的医疗所改建为红军医院，邹思孟任院长，方远辉任政委

（后邵伯平接任），何秀夫任外科主任，邓怀民任内科主任。

医院创建后不久便迁至漆工黄家源。1931年春，因敌军进犯，医院被迫转移到磨盘山大沙岭脚下密林深处隐蔽。3月，红军医院定址于弋阳九区仙湖村。9月初，中共赣东北省委成立，规模不断扩大的红军医院也随之改称为赣东北红军总医院，设在仙湖村的三个大祠堂里，医院可收容伤病员300—500人。

为了适应不断发展的革命形势，总医院又陆续开设了四个分院。第一分院设在贵溪朱家，第二分院设在横峰青板桥王塘源，第三分院设在漆工黄家源，第四分院设在德兴小梅坞。

1932年8月，赣东北红军总医院迁到磨盘山麓的祝家村，院长仍为邹思孟。12月11日，赣东北苏维埃政府改称闽浙赣省苏维埃政府，红军总医院隶属于闽浙赣军区管辖。

1933年10月，蒋介石发动第五次"围剿"，赣东北的形势也逐渐恶化。不久，红军总医院迁至德兴鸡头山，并化整为零，将一批伤病员分散到各隐蔽处继续治疗。1934年11月，闽浙赣省苏维埃政府所在地葛源失陷，总医院迁至德兴大田村。省委指示，疏散全部伤病员，轻伤员动员回家，重伤员就地安置在群众家中。至此，赣东北红军总医院的历史结束。该院历时3年多，医治了大批红军伤病员，为保存红军战斗力、发展赣东北苏区医疗卫生事业作出了重要贡献。特别是在艰苦环境下，该院还创办了附属卫生学校，培养了大批优秀的医务工作者。

（四）湘赣军区医院（黄岗医院）

黄岗医院，原是1927年湘南特别委员会（简称"湘南特委"）根据毛泽东的指示创办起来的一所小型医院。1929年1月，红四军主力出击赣南后，湘南特委和红五军把驻守在井冈山的4个收容所迁到永新黄岗村，组建黄岗医院。医院最初设在一座年久失修的古庙里，条件非常简陋，除了一些陈旧的桌子、板凳外，其他物品一无所有，连最基本的探针、镊子都没有。在敌人的严密封锁下，中西药品、医疗器械无法从外面购买，医务人员就自己动手，自力更生。用土办法制成了许多代用品，如外科用的刀子、剪子、镊子、锯子等。除少量的红汞、碘酒外，其他药品也是十分缺乏，为此，医院成立了草药科，组织采药队上山采集草药，自己配制丸、散、膏、丹。没有棉花和纱布，大家就动手纺纱织布。无论是医务人员还是伤病员，都不舍得丢掉一个棉球、一寸纱布，总是收集起来，洗了再用，用了再洗，直到实在不能使用为止。注射针头也总是磨了又磨。

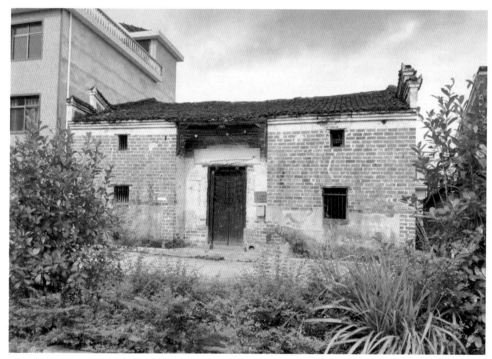

图 2-10　黄岗总医院第二分院旧址（江西永新龙门）

为了统一指挥湘赣红军部队反"围剿"作战，发展湘赣苏区，1932年春成立了湘赣军区，张启龙任军区总指挥，甘泗淇任政委。军区机关设有军需处、军医处。军医处下设药房、看护班、炊事班。不久，军医处改为卫生部，戴稻生任部长，邓永文任政委，戴正华任医务主任兼后方医院医务科科长，袁俊兴任材料科科长。开办军医训练班，并将黄岗医院扩建为湘赣军区后方总医院。

随着反"围剿"斗争的深入，伤病员越来越多，医护人员和病房也逐步增加。1934年初，经过整编，黄岗医院设有3个分院，分院下设3个所。一分院驻距黄岗15公里处的太山原；二分院驻黄岗；三分院驻天河、牛田、茅叶，距黄岗约90公里。三分院又名补训团，下设5个连。黄岗医院最初只能收容400余名伤病员，发展到后来可收容2000余名伤病员，成为湘赣苏区规模最大、技术设备最好的红军医院。

医院设有院长、政委、医务科科长、看护大队长，还有特派员、通信班、炊事班。看护大队长负责管理领导全院各所的看护。司药4人负责分发、配制药品。手术组长由医务科科长兼任，手术看护5人。医务所设政治指导员1人，医生1人，医助1人，看护员10—14人，清洁员8—10人（负责清洗绷带、敷料、副木、纱布、伤病员的衣物，打扫环境卫生，给伤病员喂饭等勤杂工作），文书1人，通信员1人，调剂员2人（负责配制软膏，蒸气消毒或煮沸消毒敷料、绷带）和司务长等。

医院收容伤病员达到1000多人时，缺乏房屋作病房，医院只能把部分重伤病员隐蔽在深山密林里，轻伤病员则分散到群众家里。整个医院只有4名医生，护理人员也只有70—80人，伤病员多、居住又分散，全院医务人员每天要翻山越岭去给伤病员治疗，端着盆子挨家挨户给轻伤病员换药。为使伤病员尽早恢复健康，重返前线，当地群众自发参加护理工作，在敌人进攻的时候，帮助医院及时把伤病员转移到深山里去。同样，医务人员也关心爱护群众，除了给当地百姓看病外，还尽量抽出时间，帮助烈士军属和穷苦农民耕地、收割、打柴、担水，医院和群众的关系非常融洽。

为了粉碎敌人的封锁，黄岗总医院的医务人员自己种瓜种菜，养猪积肥，熬制硝盐。为了提高医务人员的业务水平，医院还经常组织上医护课，培养业务骨干，成为湘赣军区、红十七师和红六军团卫生工作的主力军。1934 年 8 月，红六军团从湘赣苏区西征时，黄岗总医院的工作人员一部分补充到了部队，另一部分则留守当地坚持游击战争。自此，湘赣军区总医院完成了它的光荣历史使命。

五、医药器材的保障供应

医药器材奇缺是制约苏区医疗卫生事业发展的关键因素。中央苏区初期的医药器材，主要来源于国民党军队和白区，通过战场缴获和秘密采购来获取。随着苏区的发展，医疗卫生工作者因地制宜，通过采集中草药，建立卫生材料厂等方式，基本确保了医药器材的保障与供给。

1. 战场缴获，取之于敌

在战斗中缴获敌军药品器材，是当时红军医药的主要来源方式。1928 年5 月，红军攻克江西永新县城缴获了一批药材，并将这批药材运到茅坪茶山源，建立了红军最早的药材库。

1931 年 2 月 21 日，红一方面军发布命令，强调到石城的部队须注意尽量多买西医用的药品及医疗器械，特别是海碘酒、碘片、酒精、纱布等。红军部队在战斗结束打扫战场时都特别注意药品等战利品的搜缴，且常有收获。如 1931 年 5 月下旬击溃国民党军刘和鼎部时，"最大的战利品就是得到大批的西药，总司令部收集两个团的卫生队就有十五六担药，还有两个卫生队的师军医院药库，已由三军团派队看守，明天要一起收集拢来（大概可供半年之用）"[1]。这次红军作战所缴获的药品总共有 25 担，其中有碘片、碘仿、酒精等紧缺的治伤药。1932 年 4 月福建漳州战役中，红军歼灭敌张贞第四十九师两个旅，也搜集到大量布匹、粮食、食盐和药品等物资，苏维埃政府组织3000 多民工历时 1 个月，将这些物资全部运回中央苏区。

同时，红军还以俘虏的敌军长官来换取部队急需的药品。1930 年 12 月30 日，红军在永丰龙冈活捉国民党军第十八师中将师长张辉瓒后，蒋介石曾令国民党江西省政府主席兼南昌行营主任鲁涤平设法与我方接洽"赎张"，许以释放关押在南昌的"政治犯"，并付 20 万元银圆和 20 担医药等作为交换条件。因张辉瓒罪大恶极、民愤极大，最终并未进行交换，但此后，红军多次利用被俘敌军长官交换物资，换取到部分药品，对缓解苏区医疗卫生药品器材奇缺的状况起到了一定作用。

2. 开展贸易，秘密采购

为解决药品器材问题，红军组织了一支专门负责搜集物资的先头部队，在部队占领相关城镇后就地采购医药器材，或组织前往国民党统治区秘密采购，或通过地下党在上海、汉口等地购买。

井冈山斗争时期，为了解决根据地的物资供应问题，毛泽东指示湘赣省委在萍乡春和生药店建立赣西采运处，为苏区采购运送紧缺物资，同时兼送情报，任命程海存为主任，兰老西、陈继鹏为联络员。根据地需采购的物资清单及购货的银圆、黄金，每次均通过莲花秘密送往赣西采运处。采运处每月运送物资 2—4 次，每次少则 10 多担，多则 50 多担。运送的物资除药

---

[1] 赣南医学院苏区卫生研究中心：《中央苏区卫生工作史料汇编》，解放军出版社 2012 年版，第 70 页。

材外，还有洋硝、洋钢、电讯器材、纸张、油印机、布匹、食盐等。由于沿途敌军盘查严密，物资运送十分困难。运送员只能趁夜晚翻山越岭走秘密小道，绕过敌人的一道道哨卡。程海存想了许多办法，如把金丝拧到棕绳里、把银元藏在冻猪油里，或把金银藏在粪桶中，以躲避敌军盘查。由于叛徒出卖，1932 年 7 月，春和生药店被查封，赣西采运处被破坏，程海存被捕英勇就义。

1930 年 10 月，中共中央组建中央交通局，其主要任务是打通与各苏区的交通线，建立严密的国内交通网。中央交通局建立起一条从中共中央所在地上海—香港—汕头—潮州—大埔—青溪—永定经上杭、长汀直至江西瑞金的红色秘密交通线。这条秘密交通线是中央苏区与外界联系的主要通道，并在交通沿线开设商铺，采购苏区急需的物资，包括军火、无线电设备、医药、粮食、生活用品、文化用品等，为打破国民党对中央苏区的军事"围剿"和经济封锁作出了重要贡献。据不完全统计，通过中央红色交通线安全运送到苏区的民用、军用等各类重要急需物资有 300 多吨。中央苏区第一台大型医疗仪器——德国造 X 光机（当时称之为"照病机"），就是从上海通过这条交通线冲破国民党的重重封锁，千里迢迢，坐车乘船，秘密运到瑞金的。

3. 因地制宜，用中草药

江西自古有"天然药物宝库"之称，区域内有罗霄山脉、武夷山脉、南岭山脉和雩山山脉等，形成了独特的地理环境和优越的气候条件，蕴育出种类繁多的药用资源。井冈山就素有"药材仓库"之美称，赣南地区也是一个"天然的药材宝库"。樟树是我国"四大药都"之一，也是我国历史上最大的药材集散地。江西境内，树木丛生，百草丰茂，中草药资源异常丰富，常用的就有上百种，如野苋、犁头草、野菊花、金银花、草乌、牛膝、橡皮草、土三七、百两金、红茴香、忍冬荇、竹叶人参、千层塔、多穗金粟兰、黄连、八角莲、佛甲草、青牛胆、蔷薇梅、花楸木、漆树子、杨梅根皮、七层楼、徐长卿、黄瑞香、蛇葡萄、南瓜子等。同时，江西民间中医众多，各类偏方、验方颇具疗效。这是中央苏区在药品极其匮乏的背景下选用中草药代替西药的重要原因。

中央苏区时期，红军医院大力鼓励具有中医药知识的人员贡献民间偏方、验方，并将这些偏方、验方视若珍宝，并呼吁他们写明药方名称、治疗病症、制作方法等交到医院，以便公开登载、推广使用。1933年6月，兴国茶岭红军卫生学校的红色医报社在《红色卫生》报第2期上刊登启事，呼吁卫生人员多撰写中药代替西药的经验心得。1933年11月，中华苏维埃共和国临时中央政府内务部发出关于预防传染病的通知，推荐了用小柴胡、常山、金鸡纳霜等中药处方供疟疾患者使用。

中央苏区党政军机关和领导人重视中医药在疫病预防和伤病救治中的作用，通过支持和保护私营药材店铺、专门组织采药队、设立中医院或开设中医部、推广民间偏方土方等途径，大力支持和保护中医药，使祖国传统医学在苏区得以发展。

4. 自主生产，保障供给

无论是在战场上缴获、从白区购买，还是当地采集，苏区药品和医疗器械都远远不能满足军民的需要，因此不得不自行研制生产。1932年初，中革军委总军医处决定创办中国工农红军卫生材料厂，由唐义贞兼任厂长。材料厂创办之初，规模小，工作人员少，只能简单配制一些合剂。唐义贞不仅从地方征招、雇请药工师傅，还从俘虏中留用懂制药技术的人员，充实技术人员。

起初，卫生材料厂主要加工生产医疗急需的消毒纱布、棉球和棉签等。

随着需求量的增大，原料供不应求，唐义贞便发动职工把已经使用过的旧纱布、棉球、棉签收集起来，洗干净后再消毒加工，供医院使用，同时利用招募来的药工技术人员，因陋就简，大量加工膏、丹、丸、散类中草药品，如安福消肿膏、龙胆丸、八卦丹、柴胡丸、五岭丸、几沙苏丸、黄连酊、硫规丸、赤痢丸等。这些丸剂因携带、服用方便，治病效果又好，深受苏区军民的欢迎。

1933 年，卫生材料厂迁往瑞金城郊叶坪新院村后，设有酒精、敷料、药品、水剂、器材等 5 个车间，并设立了多个分厂，规章制度也逐步建立起来。1934 年 5 月 1 日，为了确保药品质量，卫生材料厂报批成立了药品材料检验委员会，主要负责对该厂药品和材料的研制、生产、使用进行检验与监督。

卫生材料厂的创办和发展，打破了敌人的封锁，基本解决了中央苏区药品和医疗器械的需求。1933 年 6 月和 9 月出版的《红色卫生》报第 2 期与第 3 期分别报道，红色医院消耗最多之棉花、纱布、凡士林三种，我们卫生材料厂已能制造，该项材料，已不感觉困难，而且"材料厂出品的麻黄丸之解热，复方柴胡丸之治疟疾，王岑丸之解热利尿等数十种药，皆属屡经试验，效力丝毫不差"①。中央主力红军长征出发时，卫生材料厂迁往会昌、于都两县交界的白鹅梓坑，后来在国民党的"围剿"下，卫生材料厂被迫解散，唐义贞也英勇就义，年仅 25 岁。

---

① 赣南医学院苏区卫生研究中心：《中央苏区卫生工作史料汇编》，解放军出版社 2012 年版，第 295 页。

【阅读拓展】

唐义贞：壮烈牺牲的药材局局长

唐义贞（1909—1935），湖北武昌人。1926年加入中国共产主义青年团，1927年赴莫斯科中山大学学习。1930年回到上海，不久赴闽西苏区工作，后到中央苏区，任总卫生部药材局局长兼卫生材料厂厂长。

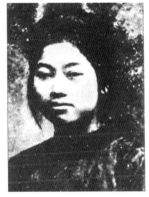

图 2-11 唐义贞

由于当时敌人对中央苏区实行严厉的经济封锁，红军部队药品奇缺，连纱布、消毒棉花都没有。唐义贞发动广大职工把已经用过的旧纱布、棉球、棉签收集起来，洗净消毒后供部队和医院使用。许多必需的西药无法自行生产，唐义贞就发挥自己出身中医家庭、有一定中医知识的优势，亲自带领大家上山采集大量中草药。同时积极收购民间的中草药，制作了大量中草药品，如安福消肿膏、龙胆丸、八桂丹等中成药，代替西药医治伤病，深受红军和根据地群众的欢迎。在她的领导下，卫生材料厂由一个规模不大、设备简陋的厂子，逐渐发展为有5个车间、具有相当生产规模的综合药材工厂，从而基本满足了前线的需要。从1934年起，每个红军指战员都能够种上牛痘。到长征开始时，卫生材料厂的产品给部队配足了3个月的药材用量，因此多次受到《红色中华》的表扬，唐义贞也在这一时期光荣地加入了中国共产党。

1934 年 10 月，唐义贞因有身孕未能参加长征，11 月初转移到长汀四都，在福建省委直属单位工作，她不顾政治上蒙受的冤屈和即将分娩带来的不便，超负荷地参加抢救伤病员的工作。12 月，她又随同福建省委转移，担任福建省军区助理医生，抢救了众多伤病员。1935 年 1 月 28 日，唐义贞在四都小金附近的乌蛟塘大山中被国民党军三十六师包围，不幸被俘，关押在四都下赖坝。期间，唐义贞将身上携带的一份机密文件揉成团塞进嘴里吞入肚中，被看守的国民党兵发现，遭到残忍剖腹，壮烈牺牲。

1932 年，湘赣军区成立后，军区卫生部下设材料供应科，配给一些药品及衣被、敷料、纱布等，以解决医院药品不足的困难。同年，湘赣省永新药局成立，并在地方上开设了药局，为部队及地方医院提供材料。湘鄂赣红军第二医院也建立了制药厂，加工自己挖采的中草药，并自制了外科常用的化腐生肌药红升丹和白降丹。

此外，苏区各级地方苏维埃政府均开设了药店及药业合作社，既解决了群众医药困难，又缓解了部队药品供应紧张的状况，群众上山采药交售药店又有经济收益。据莲花县 1933 年统计，该县开设药店 54 家，除经销中草药外，县城 9 家大药号还出售阿司匹林、磺胺等西药，苏区缺医少药的状况得到了缓解①。

---

① 江西省卫生志编纂委员会：《江西省卫生志》，黄山书社出版社 1997 年版，第 84—85 页。

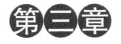

第三章

实施战地伤员救护

　　苏区时期，做好红军伤病员的救治工作，既是保障和提升红军战斗力的基本需要，更是我党壮大革命队伍，巩固新生苏维埃政权的一项极为重要的政治工作。由于战斗频繁，红军部队伤亡较大，从排卫生兵到军团卫生部的医疗救治任务都非常繁重。1931年8月，中革军委、总政治部、总军医处专门成立了转运伤兵委员会，开设了伤兵转运站，同时，军团也开设了野战医院。红军医务人员紧紧围绕"不准丢下一个伤病兵"这一总原则和基本方针，积极做好红军伤病员的及时救护和治疗工作，从而保存了革命力量、壮大了革命队伍。苏区时期战伤救护的生动实践，为中国革命奠定了坚定的基础，也为人民卫生健康事业的发展积累了宝贵的经验。

一、战伤救护的职责

红军部队和革命根据地的迅猛发展，引起了国民党当局的恐慌。自 1930 年 11 月起，结束了中原大战的蒋介石调集数倍于红军的兵力，连续发动数次大规模的军事"围剿"，给苏区带来了深重灾难。在五次反"围剿"战争及南方三年游击战争中，红军医疗卫生工作在战火中得到锤炼，医疗卫生管理机构、制度逐步建立健全，红军医院迅速发展，战伤医疗救护体系逐步形成，苏区医疗卫生工作日渐成熟。

（一）战场抢救

战场抢救及时得当，对降低致死致残率，保持部队战斗力，具有重要意义。战场抢救包括卫生员战地救护与指战员自救互救。

1. 卫生员战地救护

红军部队各连队专门设立了战地救护小组，每次战斗的伤员，一般先由连队卫生员包扎、止血、固定后，再由战地救护小组送到团救护所。连队卫生员必须随身携带卫生包，以便尽快为负伤战士包扎伤口，减少流血，降低感染的概率，便于后续治疗。1933 年 1 月 19 日，红一方面军发布的《关于医院工作的通令》明确要求："各连卫生员随时须带卫生包二十个，碘酒一瓶，吗啡散或鸦片末少许，以作裹伤救护之用。"①

2. 指战员自救互救

战伤救护，最重要的是战场上的自救互救。在战争环境中，红军指战员

---

① 赣南医学院苏区卫生研究中心：《中央苏区卫生工作史料汇编》，解放军出版社 2013 年版，第 214 页。

一般都必须学习掌握包扎、止血、固定、搬运等基本的卫生常识和急救知识，并随身携带急救包，或把绑带作为绷带，负伤后迅速地用于自身包扎和互相包扎。在湘赣革命根据地，每个战士战斗时腰间都系着一个小布袋，里面装有枪伤药品，当自己或战友受伤时，就从布袋里拿出药水、药品及绷带等物品就地展开治疗，因为治疗及时，伤势恢复快，所以又能迅速投入新的战斗中去。这个小布袋，也被称作"系在腰间的野战医院"。红四军转战赣南时，每个战士都携带一包茶叶和一块布，负了伤就用茶叶水清洗伤口，再将茶叶嚼烂后敷在伤口处用布包扎好，避免伤口发生感染。在当时的艰苦环境下，红军指战员广泛实施自救互救，对减少伤亡、降低致残率起到了很大作用。

（二）伤兵运送

从阵地后送伤员，要求快抢快运，是一项非常艰巨的任务。伤员运送、处置分三类：负伤特别重的，送后方医院治疗；擦破皮肤的轻伤员，留在连队休息后继续参加战斗；介于两者之间的，在卫生队、卫生部的休养队治疗[1]。为保障红军战士负伤后得到及时救护和治疗，在政治部的支持配合下，军团卫生部组织担架队，派出医生和看护员组建战场救护站，到各团救护所将伤员接回到军团卫生部救护站，实施进一步的包扎、止血、换药和抢救。

1. 建立各级伤兵救护所

每次战斗的伤员，在阵地经卫生员包扎、止血、固定等处理后，由连队抢救小组搬运后送到团救护所。团救护所进行分类处理后，将重伤员送师救护所，再转送后方医院；有些重伤员来不及送到后方医院，便由团以上救护所移交地方苏维埃政府，由政府出具函件，安排在群众家中治疗。这种模式为以后开展反"围剿"战争及其他战斗的战伤救治工作打下了良好的基础。

---

[1] 赣南医学院苏区卫生研究中心：《中央苏区卫生工作回忆史料》，解放军出版社2014年版，第171页。

2. 设立野战医院及伤兵转运站

由于战线不断延长，后方医院距离火线越来越远，红军部队便先后设立了野战医院与伤兵转运站。伤病员从火线到野战医院、野战医院到后方医院之间都由伤兵转运站负责运送。野战医院主要救治一个月内能痊愈的轻伤员，在一个月内不能治愈的重伤员，则通过转运站转送到后方医院。转运站实行军事编制，设站长、指导员、管理员、医生、看护班、向导等，每站开始仅20人，后来增加了运输队、担架队、炊事员等。人员由军队和地方苏维埃政府共同安排，由当地政府负责领导。其任务一是为红军集中与运送作战物资；二是临时收容伤病员，为待转送的伤员包扎、止血、换药，提供饮食、休息条件；三是动员和组织当地群众支援前线，挑选挑夫、伙夫、向导、担架队员、看护员等；四是接待过往人员食宿。转运站的设立，为后来兵站医院及兵站线的建立奠定了基础。

3. 强化火线救护力量

为解决抢救力量不足的问题，各部队普遍设立了卫生战士和连抢救组。卫生战士由排里的卫生积极分子兼任，每排1人，负责抢救工作；连抢救组由卫生员、通讯员、文书、理发员、炊事员等人组成，由副指导员负责，每连1组，其任务是把伤员运出阵地，极大地加强了火线救护力量。

4. 规范卫生人员战伤救护职责

1933年1月19日，红一方面军发布《关于医院工作问题的通令》，对各连队卫生员的战伤救护工作做了明确规定，以保证卫生部门能够根据战役部署和战况进展及时主动地指挥战救工作，伤员能够得到及时包扎，迅速撤下火线。师绷带所派出医务人员支援主攻团，军团卫生部展开伤兵转运站和野战医院，提高了伤员抢救后送工作的质量，健全了后送系统，推进了战伤救护工作的发展。

（三）后方治疗

苏区红军伤病员的安置有三种形式，即在医院、休养连和群众家里安置。当条件允许时，伤员都集中安置在医院里，当时的红军医院多设在庙宇、祠堂等较大的房屋，伤员在医院里实行统一管理集体生活，医疗服务、生活供应等方面均能得到较好的照顾。若条件不允许，部队又需要马上转移时，则通过地方苏维埃政府，临时组织休养连，指派干部进行统一管理，医护人员实行巡回医疗。如医护人员缺乏，则治疗、护理与生活就全靠群众负担。在斗争环境恶劣，部队不得不进行流动游击时，伤病员只能安置在群众家里，主要依靠群众掩护和治疗。伤愈后，或通过当地党组织，或自行去找红军部队[①]。红军初创时，对伤病员多采取就地安置，即寄留在沿途村镇比较可靠的开业药房、医院或群众家里，或寄留在社会慈善机构，留下适当的药品和钱，作为治疗和生活之用。红三军成立后，当地共青团支部号召团员带头护理伤病员，给伤员洗伤、敷药、做饭、照料大小便等。轻伤员包扎伤口后，随队徒步，重者用担架抬走，遇有医院的地方，给予治疗[②]。革命根据地建立后，红军部队以小型医院为依托开展医疗救护工作。

1. 完善战伤救治条件

1930年秋，赣西南的红军伤病员已有2000多人，达到后方接收伤病员的极限。为此，10月7日中共赣西南特委刘士奇给中共中央报告："伤兵要西药成问题。在赣西南的伤兵，大概至少有两千。医院设了很多，医官缺乏，西药更是大的问题，轻伤还可以用草药（中草医生乡村很多，治轻伤很快），

---

① 张全德等：《鄂豫皖革命根据地医药卫生史简编》，内部资料1986年版，第78页。
② 江西省卫生志编纂委员会：《江西省卫生志》，黄山书社1997年版，第79页。

重伤要开刀的就没有药，一天没有药伤兵就会发生危险，这亦是比较困难问题之一。"①苏维埃政府不得不动员群众将家族祠堂空出来打扫干净，作为红军医院使用，并发动乡村医生用中草药治疗轻伤病人。江西省苏维埃政府所属的东固医院积极做好战前准备和战场收治工作，特别是在红四军的影响下，东固地区原有的红军医院包括治疗所，"除医治伤病兵外，还看工农的病，在那个地方有很多好处，群众中亦有相当影响。"②广大苏区人民群众积极响应政府号召，为红军医院收治伤病员无私地提供了人力、物力等支援。

2. 配强战场救护力量

各级苏维埃政府非常重视战场救护人员的培养。1931 年 2 月 1 日，江西省苏维埃政府主席曾山向各级苏维埃政府发出通知，要求选派青年女子到位于兴国城岗的赣西南红色总医院看护学校学习看护技术，名额 100 名，年龄在 15 岁以上，22 岁以下。

为了减轻伤病员运送过程中的痛苦，红军医院派出医务人员培训担架员，并教授简易止血法和急救法，学习搬运伤员的基本方法。内容主要有搬运头部受伤人员的抬法、胸背部受伤人员的抬法、腹部受伤人员的抬法、四肢伤员的抬法、骨折伤员的抬法等。

同时，各个医院也非常重视战场救护力量的配置。因为战事频繁，尤其是敌强我弱，红军战士伤亡很多，战场救护任务非常繁重。曾经担任过粤赣军区医院看护排排长的古新兆回忆道，虽然整个医院仅有三名医生，却有一个十三人的看护排，一个二十五六人的担架队，一个八人的运输队。紧张时，

---

① 赣南医学院苏区研究中心：《中央苏区卫生工作史料汇编》，解放军出版社 2017 年版，第 46 页。
② 《东固·赣西南革命根据地史料选编（第二册）》，中央文献出版社 2007 年版，第 675 页。

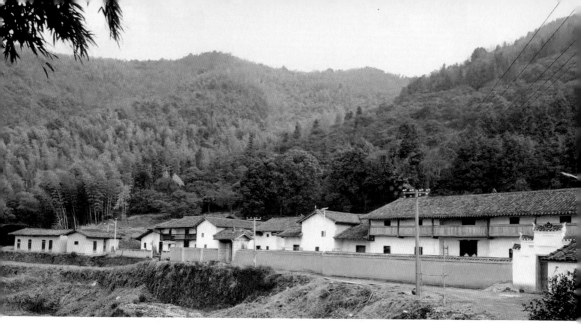

图 3-1　元山红军疗养院旧址（江西吉安青原东固）

卫生人员往往既是医生和看护，又是担架员和宣传员。不少医护人员为了抢救、掩护伤病员，献出了自己的生命。

二、五次反"围剿"战争的战伤救护

中国共产党领导工农红军实行武装割据，建立革命根据地，引起国民党的恐慌。国民党蒋介石对各大苏区连续实行了 5 次疯狂的军事"围剿"。"围剿"给苏区军民带来极大的伤亡和财产损失，战伤救护成为反"围剿"战争时期卫生工作的重点，而且随着战争的日趋激烈，救护任务愈加繁重。

（一）第一次反"围剿"战争的战伤救护

在 1930 年 11 月—1931 年 1 月的第一次反"围剿"战争中，红军设立了战场救护卫生机构，师部设立了绷带包扎所，军部设有伤员收容转运所。师绷带所和军收容所的任务，主要是矫正火线上的包扎，对骨折伤员施以固定，组织伤员送后方做最终治疗。同时，红一方面军所属各医院采取"加强管理、抓紧治疗、思想动员、改善伙食"等一系列措施对住院伤病员进行突击治疗，大部分伤病员治愈归队，小部分短时间无法痊愈的重伤病员集中到由军政干部负责管理的康复连。红一方面军将分散在东固地区及其周边的医院，进行了统一的调整，明确了各医院的功能及分工。将富田医院（即吉安红色医院，建立于第一次反"围剿"战争前，因敌军进犯，转移到富田匡家村）和东固医院整编为红色总医院，院址仍驻富田，总医院院长为戴济民，下设2个分院，富田医院为第一分院（即红色第一分院的由来），东固医院为第二分院。参战时，各医院的分工是，富田医院、东固医院、茶岭医院编为后方医院；在赖家坪和暘霁分别设立前方野战医院，随军行动，负责战伤的初步治疗和后送工作。

在龙冈战斗中，各军都设立了绷带所和伤兵收容所，从前线撤下来的伤员经军绷带所包扎后，左路红三军和红十二军的伤员送往暘霁医院，右路红四军和红三军团的伤员送往赖家坪医院。在暘霁医院和赖家坪医院进行急救手术后，再由民工担架队送到红色总医院。在东韶战斗中产生的伤员，由各师雇请民夫送到暘霁医院，重伤员则由民工担架队后送到茶岭后方医院做最后治疗。由于前期准备充分，战斗迅速，红军伤亡不大，伤员得到及时救治和后送。

茶岭后方医院及其分院散布在几个村落的农家和庙宇内，医护人员包括3名医生和11名看护，在包括换药、注射止痛剂等分工和治疗方面有明确规定。医生在进行手术和医治的同时，还为30多名当地青年男女提供了看护工作的实地培训，有效地弥补了医务人员的短缺。为了减轻红军的负担，前后方医院的给养、看护及担架员等，均由赣西南苏维埃政府负责筹措保证，体现了根据地党政军民共同抗敌的战时体制。

据统计，在第一次反"围剿"战争的龙冈和东韶两次战斗中，红军共负伤 295 人，占 0.96%，阵亡 66 人，占 0.21%（当时红一、三军团总人数约 4 万人）。红军伤亡率不高的原因，一是红军准备充分，且战斗时间短；二是救护工作有序进行，降低了救治过程中的死亡率。第一次反"围剿"战争的伤员，连同此前各部队转移来的伤病员共有 1100 人，集中由茶岭后方医院收治。

此外，在龙冈战斗中，红军还缴获了一批敌军医药器械，特别是敌第十八师团卫生队长李治被动员参加红军，成为红军重要的战场救护力量。

（二）第二次反"围剿"战争的战伤救护

1931 年 4—5 月的第二次反"围剿"战争，由于战线不断向东延长，后方医院距离火线越来越远，红军在建宁、广昌和苦竹设立了野战医院，在洛口设立了伤兵转运站，在小布设立后方医院。各军伤兵先由建宁、广昌和苦竹的野战医院收治，然后经洛口伤兵转运站转送到小布后方医院。同时还在石城木兰、黄泥埔和建宁设立物资转运站，与红军伤病员转运站合二为一，逐步形成了建宁—广昌—苦竹—洛口—小布—富田的后方运输线。

与第一次反"围剿"战争相比，第二次反"围剿"战争的规模更大，持续时间更长，战线更广阔，战斗更激烈，红军伤亡大幅度增加，伤员的后送、治疗更显困难。据战后统计，从 1931 年 5 月 16 日富田战斗到 5 月 30 日建宁战斗，共有伤员 1692 名，阵亡 516 名。伤亡人数是第一次反"围剿"战争的 6 倍多，约占主力红军总人数的 8%。第二次反"围剿"战争结束后，红军各后方医院伤病员已达 3000 人[1]。

第二次反"围剿"战争中的战伤救护工作有了明显的改进：一是卫生员能及时把伤员从火线上搬运下来，实现了"不准丢下一个伤病兵"的目标；二是师一级军医处紧随师指挥所，战斗打响后能迅速设立绷带所，各团的救

---

[1] 高恩显：《中国工农红军卫生工作史》，人民军医出版社 2011 年版，第 22 页。

护工作得到加强，伤员后送比较及时；三是野战医院能做止血、摘除弹片等急救手术，并且注意伤口清理，伤口化脓感染率下降，初级治疗效果良好；四是野战医院将医务人员分成若干小组，以组为单位开展工作，交替前进，既保证了野战医院能及时随部队转移行动，又保证了战时收、治、转工作不间断；五是为了不使伤员在野战医院积留，在作战过程中总医院又在东固成立了第三分院，扩大收容量，使野战医院只起中转作用，不治伤员，保证了野战医院的机动性[①]。

（三）第三次反"围剿"战争的战伤救护

在 1931 年 7—9 月的第三次反"围剿"战争中，在各师部开设了绷带所的基础上，军部开设了伤兵转运站，军团开设了野战医院，并建立了规范的检伤分类措施及医疗后送文书。同时对伤员的治疗作出了明确规定，即重伤员每天更换绷带两次，轻伤一次，一般伤口用 1% 盐水冲洗，冲洗后用盐水纱布或碘仿纱布包扎。医生除看病外，还要给看护员授课，准备药品；看护员主要负责照顾伤病员，以及换药和准备敷料、洗棉花纱布等。由于当时没有固定的战场与战线，每当国民党军队前进到后方医院地区、威胁到医院安全时，红军后方医院即分散转移。每转移一地，便迅速进行治疗工作，然后再转移、再展开，保证了伤病员的安全和治疗的不中断[②]。

第三次反"围剿"战争历时 40 天，战斗之紧张激烈，机动范围之广是空前的。红军主力几次处于国民党军的重围中，敌我阵线犬牙交错，每次战斗基本是"随遇而战"，在这次反"围剿"作战中，红军伤员 3354 人，阵亡

---

① 高恩显：《中国工农红军卫生工作史》，人民军医出版社 2011 年版，第 22 页。
② 江西省卫生志编纂委员会：《江西省卫生志》，黄山书社 1997 年版，第 80 页。

1319人[1]。负伤的人数是第二次反"围剿"的 2 倍，是第一次反"围剿"的 11 倍，医疗救治工作量极大。随军行动的野战医院、绷带所和伤兵转运站，刚在指定的地点展开救治，又要立即随军转移。后方医院也处于交战区，经常遭到敌军和反动武装的骚扰，只能随时分散转移，依靠群众和高山密林等有利条件同敌人周旋，以保证伤病员的安全和治疗工作不被中断。红军总医院这时也转移到了兴国茶岭村。为了加强领导，总前委决定调贺诚任总医院政治委员。鉴于伤病员过多，轻伤病员又占三分之二以上，总前委通令各军接回本部所属的轻伤病员，由各军野战医院治疗，以减轻后方医院的负担。红军及红军医务人员严格执行优待俘虏的政策，在第三次反"围剿"战争中，各红军医院都收容了一些敌军伤兵，并给予妥善治疗和安置。

【阅读拓展】

机智脱险的重伤连

在第三次反"围剿"战斗中，红军总医院第一分院的一个重伤连遭到一路敌军的突袭，80 多名重伤员无法及时转移，医务工作人员也不得不暂时隐蔽在附近森林中伺机救援。敌军突如其来的袭击使工作人员万分焦急，就在大家认为重伤病员全部遇难时，重伤连通信员报告说这连没有一个被杀害。问其原因，竟是几个重伤俘虏起了作用。

原来当时敌情紧急传来，这个连表现出了出奇的镇定与团结。他们一面忙于清查，销毁可能被敌人怀疑的物证；一面动员俘虏，让重伤俘虏教会其他伤员冒充敌军某师、团、

---

[1] 高恩显：《中国工农红军卫生工作史》，人民军医出版社 2011 年版，第 22—23 页。

营、连士兵的方法，待敌人来搜查共产党员时，他们随着停虏口气，一起骂开："你们打完仗跑了，丢掉我们重伤不管，幸亏共产党救了我们，并优待我们，吃穿看病都和红军一样。我们天天等你们把我们接回去，你们今天来了不但不接我们回去，反倒要把我们的救命恩人赶走，还搜杀共产党人，你们这些没天良的！不把我们抬回去，往后我们也会在这里饿死，与其饿死，不如把我们一个个地杀死才好呢！让你们也好好安逸做官吧！"大家骂开了，甚至有的拿拐杖打开了，打得敌人乱窜。最终，全连幸免于难。

事后，这个智举传遍了各院各连，红军再遇到敌情就同样做，收到的效果很大[①]。

（四）第四次反"围剿"战争的战伤救护

1933 年 2—3 月第四次反"围剿"战争时，红一军团卫生部分别在琅琚和唐家铺设立了伤员收容所；右翼的金溪，由红三军团卫生部设立了伤员转运站，并在马家街开设了野战医院。由红五军团和红一军团部分人员在南堡开设了野战总医院，负责收容左、右两翼的伤病员。这次战役，由于前线距后方过远，又是在白区作战，加上连日风雪大作，部队很多人被冻伤了，故出现了转运伤病员困难的情况。黄陂战役中，红三军团卫生部在肖田开设了野战医院，在白竹以东开设了伤员转运站，负责收容转运左翼的伤员；右翼的红五军团卫生部，在东陂开设了野战医院。这次战役的火线抢救、收容后

---

① 赣南医学院苏区卫生研究中心：《中央苏区卫生工作回忆史料》，解放军出版社 2014 年版，第 125—126 页。

送，都做到了有组织、有计划地实施。火线上的伤员得到及时包扎，撤下火线快。师绷带所派出医生、看护支援主攻团的战救工作。军团卫生部同时开展了伤员转运站和野战医院，做到了快收、快转、前后协调配合。红五军团未参战的卫生人员和部分战斗员参加担架队，不辞辛苦地抬运伤员。

在第四次反"围剿"战争过程中，湘赣革命根据地的后方总医院只有4名医生，7—8名看护，天天翻山越岭为分散隐蔽的伤员治疗换药，各级政府动员地方开业医生和民间中医到医院支援医护工作。各县互济会还开展了为伤员筹衣送衣活动，共筹集了5500多件衣服、被帽，送到后方医院分配给伤病员穿用。部队首长也经常派人携带战利品看望慰问伤病员，这一时期湘赣苏区的卫生工作，呈现出蓬勃发展的势头[1]。

（五）第五次反"围剿"战争的战伤救护

1933年9月开始的第五次反"围剿"战争，是当时红军遭遇到的最激烈、最残酷的战争，历时一年之久，为红军前所未有。因为红军伤亡甚多，加上天气阴冷，部队野外露营，病员大量增加。由于敌机轰炸和炮火袭击，伤员难以及时抢救下来，也不能顺利后送，战士长时间在碉堡、战壕中战斗，卫生条件极差，几十天不能洗澡、理发，很多人长了虱子，加上战场尸体得不到掩埋，恶臭难闻，导致各种疾病，尤其是传染病随之发生，红军减员严重。为了缩短伤员后送的距离，需要组织医院前移，但在敌军炮火袭击下，红军医院遭受重大损失，有的甚至丧失了救治能力，不得不合并或撤销，导致收治任务越来越重。

在伤病员大量增加的情况下，除医务人员发扬艰苦奋斗、不怕牺牲的革

---

① 江西省卫生志编纂委员会：《江西省卫生志》，黄山书社1997年版，第80—81页。

命精神，深入工事、阵地给伤员包扎，采取各种办法抢下阵地外，各部队还普遍设立了卫生战士和连抢救组，强化火线救护力量，解决了抢救力量不足问题。

在红军救护力量严重不足时，苏维埃政府发动群众，组织担架队、护理队、采药队，动员地方医院接纳伤病员，数以万计的红军伤病员在人民群众的帮助下得到救治。

【阅读拓展】

何复生：以身殉职的卫生部长

何复生（1902—1934），江苏镇江人。1930年6月，何复生加入红三军团，受命组建红三军团总医院，后改称红三军团卫生部，何复生先后担任总医院院长、卫生部部长。并积极组织开办看护训练班、医务训练班，亲自讲课，指导实习，培养了百余名军医、看护和卫生员。

1934年，在第五次反"围剿"战争中，红三军团参加广昌保卫战，其中以8月间的高虎脑、万年亭战斗最为激烈。由于战斗持续时间长，伤病员很多，加上天气炎热，因此卫生部工作压力很大。何复生就把卫生部的医生、看护共20多人分为两个班，组成两个医疗所，一个收伤员，一个收病员，重伤员则转往于都等地的后方医院，总共收治了3000多名伤病员。何复生以身作则，带领大家为伤病员包扎、换药、检查、开刀、服药、打针、喂饭给水、端屎倒尿、消毒洗衣，昼夜不停地工作。

1934年8月14日凌晨，敌一个师在飞机大炮掩护下，向红军阵地猛攻。何复生来到万年亭前线指挥所，查看前线救护后送工作。就在这时，一架敌机袭来，一阵俯冲扫射，何复生身中数弹，当即倒在血泊中。何复生被送回小松军团卫生部，医生迅速进行检查，只见头、胸、上肢多处负伤，心跳、呼吸已经停止……何复生在救治红军和提高红军战斗力方面作出了重要贡献，他的牺牲是革命队伍的重大损失。

三、苏区群众的支前救护

毛泽东指出："革命战争是群众的战争，只有动员群众才能进行战争，只有依靠群众才能进行战争。"[1] 在江西省苏维埃政府的领导下，无论是在红军主力千里回师途中，还是在作战或者休整期间，广大苏区人民群众都给予了红军部队极大的支持和无私的援助，尤其是在对伤病员的救治工作中，时刻都离不开人民群众。

（一）积极慰劳伤病员

1930 年 11 月 12 日，江西省苏维埃政府颁发《通告》，要求各级政府对红军伤病兵回家的须特别优待，帮助他们解决精神上、物质上的各种问题和困难，举行群众的慰问[2]。毛泽东、朱德等党和苏区领导干部更是身体力行，经常到医院看望、慰问伤病员。在他们的影响和带领下，党和各级苏维埃政府，以及苏区人民群众采取许多有力措施优待和慰劳红军伤病员，经常组织

---

① 《毛泽东选集》（第一卷），人民出版社 1991 年版，第 136 页。
② 赣南医学院苏区卫生研究中心：《中央苏区卫生工作史料汇编》，解放军出版社 2017 年版，第 48 页。

开展慰问红军伤病战士的活动，给予他们物质上和精神上的帮助与鼓励。如永新妇委会积极行动，以区为单位组织慰问队，捐米捐菜送往医院，仅 1933 年 8 月，一次性送往黄岗医院的布鞋、袜子、毛巾、大米、鸡蛋、咸菜、鱼、肉等慰劳品就有 60 多担。兴国崇贤区经常发动群众，组织慰劳队，挑着慰劳品到第三医院慰劳伤病员，帮助他们洗衣被、唱歌、拉家常，安慰伤病员。各县都组织了秧歌队、歌咏队、跳舞队到医院巡回演出，既帮助伤病员恢复健康，又活跃了医院的文化生活。

每当战斗打响，群众担架队就在苏维埃干部的带领下集中到指定地点等候待命，及时将火线送下来的伤员运送到医院。地方苏维埃干部还负责伤员运送过程中的安全，在每隔 5—10 公里的地方设立茶水站，供伤员喝水吃饭。到达兵站后，妇女群众纷纷给伤员喂饭、喂汤、洗衣、擦澡。红军医院驻地群众则主动将自己的房屋空出，打扫干净，把自家的门板拆下给医院作病床，为医院提供粮食、蔬菜、禾草等。当年担任小布高田妇女干事的林春桃先后十多次去医院洗衣服、绷带和纱布。她回忆道，在家吃过早饭去，衣服洗干净，晒干折叠好，分别送还给各人就回来，中午在医院吃饭，傍晚就回家。

【阅读拓展】

方志敏慰问伤病员

方志敏（1899—1935），江西上饶市弋阳县漆工镇湖塘村人，无产阶级革命家、军事家，杰出的农民运动领袖，土地革命战争时期赣东北和闽浙赣革命根据地的创建人。

1931 年春，党中央决定红十军向闽北行动，方志敏为赣东北苏维埃政府主席兼红十军政委，亲自率领部队从横峰出

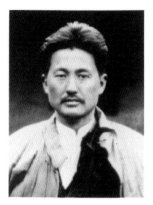

图3-2 方志敏

发。当时我军的红色医院设在崇安张山头村，村里只有几十户人家，红军80余名重伤员就安置在村头一间大房子里。当时环境艰苦，没有床，伤员就睡在地上。

当部队决定回转闽浙赣苏区时，方志敏带了一个警卫员前往医院慰问伤病员。他走进屋里，看见伤员一个个都睡在地上，脸色发白，便和蔼地走到他们身边，蹲在地上，查看伤势。他看见伤员的伤口肿痛得厉害，心里难过极了。

他安慰大家不要难过，静心休养，并问大家在火线上有没有丢掉什么东西，现在有什么困难，有哪些同志没有钱用。最后，方志敏对伤员们说："我们一定会把你们接到江西去的，你们的家属政府会照顾好，你们在这里安心休养，我们留下一个特务营在这里保护你们。"

他说到这里，泪珠涌出来了。伤员也个个都被感动得落泪。临走的时候，他还祝全体伤员早日痊愈。

当方志敏走出病室时，许多伤员都感动地说："党和方政委这样地关心、爱护我们，就是死也甘心，党真比自己的爹娘还亲……"

（二）主动收留伤病员

由于频繁作战，伤病员增多，无法随军行动的伤病员被红军部队安排在当地群众家养伤治病。绝大部分接收伤病员的老乡，对伤病员都采取了积极的治疗和保护措施。他们把红军伤病员视同自己的亲人，老人们称年轻伤病员为子侄，青少年则称他们为兄弟、姐妹，有些年轻女子甚至认伤病员为丈夫。他们各尽其能、尽其所有，积极改善伙食，为伤病员医伤治病。

在极端艰难的游击战争时期，红军游击队能够顽强地生存下来，保存革命的有生力量，主要是靠广大人民群众的无私奉献和全力支持。尽管环境十分险恶，但是人民群众却千方百计地支援红军游击队。当国民党政府实行"移民并村"、赶群众出山之际，群众把自己的口粮、食盐等物资埋在地下，做好暗记留给红军游击队；当国民党军队逼迫群众一起搜山时，群众把竹竿中间打空，在里面装上粮食、盐、药品等，丢在深山里，待游击队晚上去捡拾；每到春耕秋收季节，群众回来耕耘，也要带些粮食进山，宁可自己少吃，也要留给游击队。在游击队活动区域，只要是红军游击队一到，当地青壮年便自觉组织站岗、放哨；当发现国民党军队进山，群众即高喊"东边牛吃禾了""西边猪吃菜了"，暗示红军游击队隐蔽；红军游击队打土豪或袭击国民党军驻地时，群众先侦察敌情，后当向导，甚至和游击队一道参加战斗。正是因为得到了人民群众的支援和保护，红军游击队才能在军事力量异常悬殊的形势下，灵活机动开展斗争，有效救治了伤病员，减少了队员的伤亡，并得以生存和发展。

（三）自发组织担架队

红军每次作战，苏区人民都会组织各种运输队、担架队、救护队等，为红军运送弹药、粮食，抢救、抬运伤病员。江西省苏维埃政府专门发出通知，要求各级苏维埃政府负责红军医院的安全和准备粮食供给，并发动群众组织担架队运送前线带伤害病的将士。在各级苏维埃政府的宣传鼓励下，广大苏区人民群众自发组织起来，积极报名参加担架队、救护队、洗衣队、慰问队，帮助红军部队和医院解决困难。

苏区广大人民群众经过动员、教育，都懂得抬担架救伤员是光荣的革命任务，政治觉悟普遍提高，能够像对待亲兄弟一样对待红军伤病员，即使饿着肚子、脚上起了泡、磨肿了双肩，也坚持把伤病员安全送达。在运送途中，担架员还要充当看护员，不仅把自己的衣被让给伤员盖，还要给伤员找水弄饭，照料他们大小便。担架队的热情服务和奉献精神，体现了人民群众对革命战争的大力支持，也体现了人民群众是革命战争胜利的坚强保障。

【阅读拓展】

英勇牺牲的苏区支前民工

张震上将曾经回忆道："第二次反'围剿'战争时，我任红三军团第一师第一团四连政治委员。1931 年 5 月 15 日富田战斗中，天上下着雨，地下道路泥泞，我边打边喊口号，带领一个排冲锋在前。当冲到敌军暂壕前，突然感觉脑袋被重物打击了一下，顿时头晕眼花，血流如注，倒在水田里。这是我第一次负伤。经简单包扎后，由三名兴国籍支前青年民工用担架抬着紧急撤离。敌人发现后穷追不舍，疯狂射击。情急之中，三位民工为了掩护我，将我偷偷隐藏在路边草丛中，他们则继续抬着空担架在泥泞中奔走。我趴在草丛中，亲眼看着三位青年民工一个一个倒在敌人的枪口之下……我只记得其中两位担架员，一位叫王太锡，一位叫陈光明，还有一位民工我连名字也不知道啊！没有他们三位兴国籍支前民工，就没有我张震的今天了。烈士们为革命牺牲了，我们永远不要忘记他们！"[1]

苏区时期，在红军和苏维埃政府及其卫生部门的积极组织下，红军伤病员的战伤救治和安置工作不断得到健全和发展，这不仅及时挽救了大批红军将士的生命，保存了革命力量，而且也极大地推动了苏区医疗卫生事业的发展。

一是彰显了我党"不准丢下一个伤病兵"的理念。毛泽东在井冈山时期就要求红军医务工作者"不管情况怎样紧张，也不能丢掉伤病员，100个不能死一个，要与伤病员共存"[2]。对于战伤救治，红军是作为巩固部队战斗力的一项重要政治任务来抓，火线上绝不能丢掉一个伤员，退出火线后伤员都能得到救治，同时动员各方面物质的和精神的力量保障完成任务[3]。在斗争最艰苦时期，什么饥饿、疲劳、受伤致残，甚至牺牲，都压不倒广大的医务工作者，他们唯一坚守的誓言，就是"一切为了革命，为了伤病员"[4]。救死扶伤的革命人道主义精神，得到了传承和弘扬。

二是保存了革命的有生力量。1929年12月，毛泽东在《古田会议决

---

[1] 1999年4月初，刚卸任中央军委副主席之职、85岁高龄的张震上将重返赣南革命老区，走访当年战场，缅怀凭吊战友，看望老区人民。在参观兴国县革命烈士纪念馆、瞻仰烈士英名长廊时，他仔细察看碑廊上一位位烈士的姓名，并对陪同参观的同志说："我记得两位兴国烈士的名字，一位叫王太锡，一位叫陈光明。看看在这里能不能找到他们。"当同志们在23000多名烈士英名上找到了王太锡的名字时，这位经历了两次授衔的老红军、老将军当即声泪俱下地叙说了他与3位担架员的鲜为人知的故事。本资料由兴国县革命烈士纪念馆副馆长黄红提供。
[2] 赣南医学院苏区卫生研究中心：《中央苏区卫生工作回忆史料》，解放军出版社2014年版，第40页。
[3] 赣南医学院苏区卫生研究中心：《中央苏区卫生工作回忆史料》，解放军出版社2014年版，第87页。
[4] 张全德等：《鄂豫皖革命根据地医药卫生史简编》，内部资料1986年版，第74页。

议》中，提出了"优待伤病兵"的思想，广大红军医务工作者在具体实践中不断践行。在粉碎敌人的数次"围剿"后，红军部队逐渐建立起一套行之有效的医疗卫生保障体系，形成了"不死亡，重的变轻，轻的变好"的救护原则①，红军和苏区各医院、各岗位工作人员分工协作、紧密配合，确保了伤病员救治工作有序进行，使一批又一批伤病员痊愈归队，极大保存了革命的有生力量。

三是激发了民众的革命热情。实践证明，决定战争胜负的是人民，是千百万真心实意拥护革命的人民群众。苏区时期，党和苏维埃政府不仅通过土地改革让广大农民分得了土地，还关心百姓疾苦，积极为工农群众诊治疾病，让原来对革命战争漠不关心或担惊受怕的苏区百姓，自发组成运输队、担架队、洗衣队，为红军送粮食、运弹药、抬伤员，甚至舍生忘死支援革命。拥军优属成为无上光荣的任务，根据地广大人民群众风里来雨里去，不分昼夜为革命工作而奔波，充分激发了紧跟共产党干革命的火热情感和工作干劲。

---

① 张奇秀:《中国人民解放军后勤史资料选编·土地革命战争时期（第二册）》，金盾出版社1993年版，第808页。

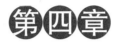

开展群众卫生运动

　　苏区的卫生防疫是一项极为重要的工作，是人民卫生健康事业的重要组成部分。这不仅直接影响人民的生命健康，而且关系到新生苏维埃政权的巩固与革命武装力量的战斗力。面对战争频繁、伤亡惨重、疫病肆虐、人民缺医少药的严峻状况，党和苏维埃政府领导广大军民开展了广泛而深入的群众性卫生防疫运动，积极探索构筑"预防第一"的卫生防疫机制，切实阻击传染性疾病的蔓延，挽救了红军将士和人民群众的生命；清除病源，克服陋习，有效地保障了军民身体健康，改变了苏区卫生面貌。这是中国共产党领导群众卫生防疫工作的一个崭新开端。中央苏区卫生防疫运动的生动实践，开创了党的群众路线在卫生健康事业生动实践的先河，为中国人民卫生防疫事业的发展积累了宝贵经验。

一、卫生防疫的严峻形势

各革命根据地大部分地处偏远山区，高山叠嶂，交通闭塞，温暖潮湿，蚊蝇肆虐，容易滋生和传播病菌，加上广大农村迷信活动盛行，生活习俗陈腐落后，历来是各种疫病的高发区域。红军部队南征北战，所到之处无不把防御疫病的宣传作为卫生工作的头等大事来抓。中华苏维埃共和国临时中央政府成立后，各级卫生管理机构和卫生工作人员更是有组织、有计划地将"预防第一"的理念付诸实践，有效地抑制了各种疫病的传播蔓延。但国民党对苏区连续发动的大规模军事"围剿"，给根据地民众带来了深重灾难，特别是战争之后的疫病暴发，严重威胁着民众的生命健康。

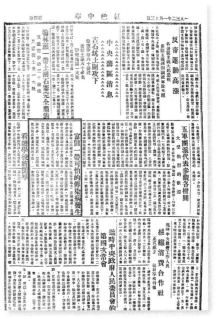

图 4-1　《红色中华》报道《富田一带可怕的传染病发生》

中央苏区第三次反"围剿"战争后，作战区域内的吉安富田一带发生了来势迅猛的瘟疫。1932 年 1 月 13 日，《红色中华》以《富田一带可怕的传染病发生》为题进行了报道，称该传染病非常厉害，一天死亡 60 多人。中华苏维埃共和国临时中央政府提醒广大军民："凡属白军走过的地方都要注意防疫，中央苏区三次战争中富田、东固、龙冈、城冈、良村、君埠、黄陂一带，因疫而死的几千人之多。"① 1932 年 11 月，《江西省苏维埃政府工作报告》指出，中央苏区各县发生天花、痢疾等传染病，造成数千人死亡。其中公略县瘟疫造成 1167 人死亡，宁都县数月里感染痢疾者达 1300 余人，固村、固厚、东山坝等区因痢疾死亡 100 余人，赣县白露、良口和清溪因痢疾传染，死亡者极多。疫病传播的原因，一是国民党军的疯狂"围剿"，"经过战争的区域，那是比任何地方最容易发生瘟疫的……在江西省区发生瘟疫的危险性更较大"②；二是各区县对卫生防疫工作尚未引起足够重视；三是农村卫生设施落后，卫生状况堪忧。由此可见，预防疫病的形势非常严峻，防控工作十分繁重。

二、卫生运动的全面开展

面对偏远山区的疫情，历代统治者基本上是置之不理，或束手无策。百姓谈疫色变，或听天由命，或背井离乡。国民党及其反动政府更是视民众性命如草芥，"围剿"败退后，甚至故意将尸体掩埋在农户家里，恶意制造瘟疫，残害百姓。

唯有中国共产党，将保障人民健康作为自己的神圣职责，真心实意为群众谋利益，关心群众疾苦，努力解决群众"生疮害病"问题。1932 年 1 月 12 日，刚刚诞生的中华苏维埃共和国临时中央政府获悉富田等地发生"可怕的传染病"后，人民委员会第四次常会"为保障工农群众的健康和预防瘟疫发生起见，决定举行全苏区防疫卫生运动"。次日，临时中央政府副主席项英在《红色中华》上发表社论《大家起来做防疫的卫生运动》，呼吁苏区军民开展卫

---

① 《中央革命根据地历史资料文库·政权系统（7）》，中央文献出版社、江西人民出版社 2011 年版，第 665 页。
② 项英：《大家起来做防疫的卫生运动》，原载《红色中华》，1932 年 1 月 13 日。

生防疫运动，吹响了中央苏区卫生防疫运动的号角，标志着中央苏区卫生防疫运动正式掀起。中国共产党领导的卫生防疫运动将革命战争与保障人民健康紧紧地结合起来，开始了声势浩大、前所未有的同一切封建迷信和旧的生活陋习作斗争的另一场旷日持久的人民战争。苏区卫生防疫运动是中国共产党执政为民、关注民生的生动体现，是中国医学发展史上的旷世奇迹。

（一）制定疫情防控策略

新型的人民政权建立后的首要任务是"发展革命战争，以争取苏维埃更大的发展和胜利"①。但面对突如其来的疫情，中华苏维埃共和国临时中央政府尚来不及制定严密的防控举措，便指令中革军委总军医处负责"拟定办法和条例"。项英在《大家起来做防疫的卫生运动》中，初步提出了防疫办法：

（1）每地规定每月举行一次卫生运动，发动男女大小，有组织的分组，来打扫和清洗房屋及其周围。

（2）凡是一些不洁净肮脏东西，将他焚烧干净，一切臭水沟汁，要将他清洗干尽（净）。

（3）用石灰水洒在污秽的地方。

（4）一切腐烂的东西不要吃。

（5）至于经过战争的区域将过去掩埋死尸的地方，用土加盖厚些，未掩埋的腐尸，赶快的掩埋，放过死尸的地方，都用石灰水清洗过。

（6）发现瘟疫的地方，病人吃的东西和用的物件，不要共吃共用，将病人很快的送到附近的医院内去（现在的红军医院）。

1932年3月18日，中华苏维埃共和国临时中央政府人民委员会发布第2号训令，颁布了卫生运动的第一个法规性文件——《苏维埃区域暂行防疫

---

① 项英：《大家起来做防疫的卫生运动》，原载《红色中华》，1932年1月13日。

条例》，还以附件的形式下发了《卫生运动指导员工作纲领》。为推动卫生运动的开展，中央向各县，特别是疫区派出了卫生运动指导员。《苏维埃区域暂行防疫条例》首次明确了传染病的种类，提出了防疫具体办法和对已发生传染病的处置方法，具有较强的可操作性，为苏区卫生防疫提供了重要指导。《卫生运动指

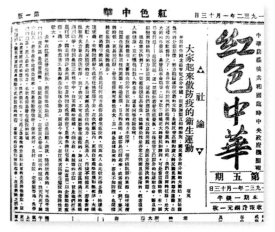

图 4-2 《红色中华》刊发《大家起来做防疫的卫生运动》

导员工作纲领》则规定了派往各地的卫生运动指导员的具体工作要求：指导各级建立卫生运动组织机构，宣传卫生运动的重要性和组织实施《苏维埃区域暂行防疫条例》，普及防疫措施；指导防疫物资的采购与分发等。

1933 年 2 月 13 日，在发起卫生运动一周年之际，《红色中华》再次刊发社论《加紧防疫卫生运动》，明确提出卫生运动的目的是保护苏区内每一个工农劳苦群众的健康；卫生运动的首要任务是加大宣传动员力度，将每一个群众都动员起来，积极地、自觉地参加这一运动；卫生运动的主体是每一个工农群众，男女老少，都要积极参与；卫生运动的范围包括个人卫生、公共卫生、战时卫生等；推动卫生运动的措施是组织突击队，定期检查卫生；各媒体要发挥舆论督促作用，表扬和鼓励先进，批评和暴露那些不讲卫生，不爱清洁的事实[1]。

1933 年 3 月，为了持续推进卫生运动，巩固卫生运动的成果，苏维埃

---

[1]《加紧防疫卫生运动》，原载《红色中华》，1933 年 2 月 13 日。

中央内务人民委员部颁布了《卫生运动纲要》。《卫生运动纲要》分5个部分：国民党统治下的污秽和疾病；苏维埃政权下的卫生运动；卫生运动是广大群众的；群众应该怎样讲卫生；怎样做卫生运动。

《卫生运动纲要》规定做好卫生运动的举措：第一要建立组织机构；第二要做好宣传；第三要开展卫生竞赛；第四要规定大扫除日；第五要做卫生检查。为此，《卫生运动纲要》要求按城市、乡村、机关、部队分别成立卫生运动委员会和卫生小组，领导所辖范围内的卫生工作。

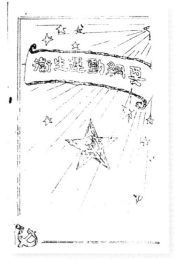

图 4-3 《卫生运动纲要》
（1933 年 3 月）

《卫生运动纲要》概括了做好群众卫生的简要方法，即"七要"：要通光，要通气，要通水，要煮熟饮食，要除掉污秽，要剿灭苍蝇，要隔离病人。

《卫生运动纲要》是苏维埃政府指导卫生运动的重要文献，充分体现了"预防第一"的思想。《卫生运动纲要》认为，卫生运动完全是广大人民群众的，是"不花钱而能医病的"，是群众生活与生命的保障。《卫生运动纲要》的一个重要价值体现是，进一步拓宽了卫生防疫的视角，即不仅仅是预防瘟疫传染，更重要的是预防各类疾病的发生，教育群众破除一切"顽固守旧迷信邋遢的思想和习惯"，从思想观念上来认识疾病的根源，明白身体健康与革命战争的密切关系，认识开展卫生运动归根到底是"为了解除群众的切身痛苦，为了增加革命的战斗力"。

《卫生运动纲要》强调，卫生运动不只是少数政府工作人员的事，要通过经常的宣传鼓动，让"广大群众一齐行动"来做，使群众高兴去做，自觉去做，长期去做。《卫生运动纲要》对过去一年来开展的卫生防疫运动进行了检讨和反思，批评了其中的官僚主义、脱离群众、通令或决议缺乏落实等错误做法。《卫生运动纲要》的颁布与实施，标志着中国共产党领导、苏维埃政府主导的卫生运动进入了新的大众化阶段。在《卫生运动纲要》的推动下，中央苏区群众卫生运动全面开展，掀起了运动新高潮，各区乡及村普遍制定了卫生公约①，真正把卫生运动变成了苏区群众自己的事，做到了"天天做、月月做、年年做、家家做、村村做、乡乡做、个个圩场做、个个城市做"。

《卫生运动纲要》颁布后，经过各级苏维埃政府的翻印，在苏区内广为散发，做到了家喻户晓，影响极其深远。它标志着苏区卫生防疫工作已经开始用政令的形式，借助于各级苏维埃政府的力量，不仅在军队，而且在地方上全面开展起来，使得苏区的传染病防治工作效果更为显著。

1933年7月16日，为了将《卫生运动纲要》落到实处，中央内务部卫生管理局又制定了8—12月的《五个月卫生工作计划》，对苏区的卫生工作提出进一步要求，并且明确各项任务完成的时间节点，其中特别强调要在县、区设立公共诊疗所、药业合作社。

1933年11月，毛泽东在《长冈乡调查》中专门总结了兴国县长冈乡卫生运动的工作情况，充分肯定了长冈乡苏维埃政府的工作成效，并号召每个乡苏维埃政府要"如长冈乡一样，发动广大群众的卫生运动，减少疾病以至消灭疾病"②。

---

① 长冈乡塘背村卫生公约（1933年4月）：一、为了保卫和巩固苏维埃政权，增强革命力量，坚决消灭疾病，开展卫生运动。二、每五天大扫除一次，由村卫生委员会督促检查，看哪家做得较好。三、做到厅堂、住房不放灰粪，前后水沟去掉污泥，圩场打扫清洁。四、蚊帐、被褥经常洗晒，衣服要洗清洁。五、要扑灭苍蝇、蚊虫，发现死老鼠就要烧掉或埋掉。六、不吃瘟猪、死鸡等东西。七、要开光窗，使房子通风透气。八、本公约大家都要切实执行。该卫生公约正是在《卫生运动纲要》颁布后不到一个月由长冈乡的一个村所订制的，说明了当时卫生运动的群众性和广泛性。原件现藏于兴国县革命纪念馆。
② 《毛泽东文集》（第一卷），人民出版社1993年版，第309—310页。

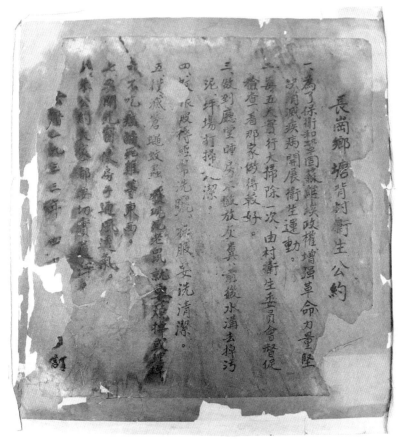

图 4-4　兴国县长冈乡塘背村卫生公约

在卫生运动中，红军部队发挥了领头羊的作用，引领着苏区卫生运动的深入开展。1932 年 1 月，中华苏维埃共和国临时中央政府发动全苏区防疫卫生运动后，红军部队积极响应，迅速开展卫生运动。部队中率先制订卫生竞赛条约，开展不吃辣椒、不抽烟、不喝酒、不生虱子、刷牙、洗发、剪指甲等革命竞赛，实现"一个青年不病到后方"的目标。9 月下旬，贺诚在宁都主持召开红一方面军第三次卫生会议，并通过《卫生决议案》，总结了部队卫生防病工作经验，提出了具体可行的卫生防病措施，对部队如何开展卫生工作、防疫工作和宣传工作进行了有力指导。《卫生决议案》确立了"预防第一"的卫生工作指导思想，是指导红军开展卫生运动的纲领性文件。

为加强基层部队营连卫生工作，在连队设卫生员 1 名，团设卫生长。团卫生长负责全团的卫生事宜，直接管理连队卫生员。这是红军在连一级设立卫生员的开始，为加强军队基层卫生工作奠定了组织基础。随后，中革军委总卫生部印发《卫生员工作大纲》（1933 年 9 月 18 日改称《连一级卫生勤务》）和《师以上卫生勤务纲要》，指导、规范部队的卫生工作。同时，建立巡视员制度，组织巡视员定期到部队各单位开展巡视检查，发现问题及时指出、纠正。

（二）成立中央防疫委员会

为了加强对防疫工作的指导，人民委员会于 1934 年 3 月 10 日发布通令，专门成立中央防疫委员会。中革军委总卫生部部长、苏维埃中央内务部卫生管理局局长贺诚兼任该委员会主任，委员由中央一级机关各派 1 人组成，下设宣传、设计、疗养、总务各科及隔离所等组织。委员会一成立便即刻采取防控措施，及时有效地控制了瑞金等地正在发生的鼠疫、天花和霍乱等烈性传染病的蔓延，使得疫情没有造成太大危害。

组建中央防疫委员会，虽然是为指导防控 1934 年 2—3 月瑞金、黄安、武阳、

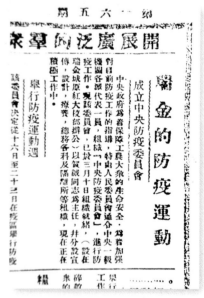

图 4-5 《红色中华》报道中央防疫委员会成立

下肖等区疫情的应急措施，却是中华苏维埃共和国临时中央政府成立后所建立的中央一级的疫情管控机构。委员会由多个部门派员组成，担负了应对疫情的协调统筹、齐抓共管的职责，对以后各个历史时期加强疫情防控工作提供了宝贵经验。历史证明，疫情并不可怕，可怕的是面对疫情肆虐，当局无所作为。中国共产党和苏维埃政府在疫情面前敢于担当，在颁布实施的各项疫情防控措施中，首先强调要建立健全相应的组织机构，加强对疫情防控的领导，并且发动群众、依靠群众，建立起自上而下的疫情管控机制，构建疫情管控体系，在城市、乡村、机关和部队分别设立卫生运动委员会或卫生小组，负责本地区、本单位的公共卫生工作。这是苏区中国共产党人团结广大医务工作者在同疫病作斗争的伟大实践中积累的宝贵经验。

（三）宣传普及卫生常识

"灌输卫生常识于一般劳苦群众"是苏区卫生运动的重要工作。对广大民众宣传普及卫生常识，让民众了解疫病危害，掌握预防方法，自觉投入卫生运动，成为卫生运动的主体，是卫生运动能否取得成效的关键。中国共产党和苏维埃政府调动多方力量，采取多种途径，全方位地开展卫生宣传工作。

1. 报刊宣传

报刊等现代传媒是革命运动不可或缺之利器，也是卫生宣传的主阵地。1931 年底到 1933 年 3 月，中央苏区先后创办了《健康》《红色卫生》《卫生讲话》等报刊，专门宣传包括卫生防疫在内的医学知识。《红星》报开辟了"卫生常识""卫生讲话"等栏目，大量介绍卫生防病的基本常识。贺诚、彭龙伯、陈义厚等领导干部经常在报刊上刊发卫生常识，如"消灭赤痢的办法""溃疡（烂疤子）的预防法""热天之卫生""打摆子预防法"等科普知识，形式短小精悍，内容通俗易懂，方法简便实用，对苏区军民提高卫生健康意识、掌握预防疫病方法、革除陈腐的生活陋习发挥了重要作用。

2. 标语宣传

标语是卫生宣传的主要形式，被认为是"最简易的宣传办法"。只要部队到一个城市或地方驻守 3 个小时以上，一手提石灰桶、一手拿笔的宣传员就会在醒目的地方书写标语，许多通俗简洁、朗朗上口的卫生标语在工农群众中广为流传，如"全体动员，举行扫除""实行卫生，强健身体""不要喝生水""不洗手，莫吃饭""饭前洗手，不得痢疾"等，对军民良好卫生习惯的形成发挥了极大的作用。

3. 文艺宣传

苏区卫生文艺宣传是指大量运用歌谣、戏剧、舞蹈、小品等各种艺术形式，艺术化地传播医疗卫生政策及知识。苏区军民每月举行一次卫生晚会，事先由卫生运动委员会准备娱乐节目，宣传讲卫生的好处和不讲卫生的害处，使每个人都能提升对卫生知识的兴趣。苏区创作流传较广的歌谣、戏剧有《卫生歌》《卫生运动歌》《早婚之害》《检查卫生》等，既丰富和活跃了苏区军民的文化生活，又形象生动地宣传了中央苏区卫生运动的相关政策，普及了卫生防病知识。

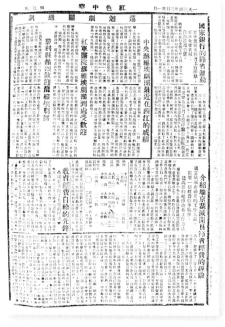

图 4-6　1934 年 3 月 31 日，《红色中华》报道红军医院新剧团到各地慰问演出

4. 印发手册

苏区各机关单位将《卫生运动纲要》等重要文件及主要防病措施编印成小册子，在军民中广为散发。1934 年 1 月 15 日，中央内务部卫生管理局与中革军委总卫生部编印了《卫生常识》，赠送给出席第二次全国苏维埃大会

的代表人手一册，"要求各代表同志按照书本所载在各地作一广大而深入群众之宣传，以便在最短期间使全苏区建立初步卫生工作，减少病人"[1]。《卫生常识》将群众日常生活中常见疾病的简单预防方法汇集起来，进行广泛宣传。该书的编发，是苏区宣传普及卫生知识的重要举措，是把卫生运动推广到全国各大苏区的重要标志。

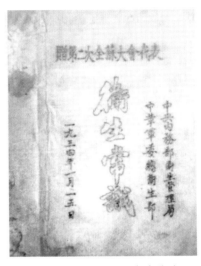

图4-7　为第二次全苏大会代表印发的《卫生常识》

5. 文化教育

苏区卫生宣传对象是一切男女老少，面向全体群众。因此，将卫生宣传和文化教育结合起来，在各类教材中贯穿卫生知识，强化受教育者的卫生认知、培养卫生意识，从小养成良好的卫生习惯，对推动社会移风易俗，树立文明健康的生活方式起到了促进作用。

（四）开展卫生竞赛活动

在卫生运动委员会领导下，中央苏区的机关单位、群众团体、城市街道、乡村农户、红军部队纷纷订立卫生竞赛条约，热火朝天开展卫生竞赛，成为卫生运动中最亮丽的风景线。如第二兵站医院实行卫生工作竞赛，发起捕蝇运动，"全院统计每人每天须捕杀五十个蝇子，同时也动员了少数伤病员参加这一工作，特别是当地儿童看见我们到处打蝇子，他们也打起蝇子来了"[2]。红五军团在前线作战的紧张条件下，仍然积极进行包括清洁卫生在内

---

[1] 高恩显、高良、陈锦石：《新中国预防医学历史资料选编（一）》，人民军医出版社1986年版，第173页。
[2] 顾正钊、罗华坤：《第二兵站医院实行卫生工作竞赛 驱灭蚊蝇消灭疾病》，原载《红色中华》，1933年6月20日。

的革命竞赛。通过开展一系列竞赛活动，激发了广大军民参与卫生运动的热情，帮助群众逐渐形成了良好的卫生习惯。

每次卫生运动日的第二天，卫生运动委员会就会组织专人挨家挨村挨街检查评判，对卫生运动好坏当场予以奖励或批评，检查后召开卫生委员会，通报检查结果。红军后方医院组织卫生突击队，经常到各医院进行突击检查，发现问题及时批评、纠正。1933 年 8 月 20 日，《青年实话》报道了卫生突击队的作用："第三医院第二所卫生突击队到了院部来突击一次，在以后卫生工作已有加紧注意，卫生工作上有显著的转变，并且有互相检查卫生和互相突击工作，更进一步地加紧卫生工作。"

（五）领导人率先垂范

在群众性的卫生防疫运动中，中央苏区党政军领导人身体力行，起到了表率作用。

【阅读拓展】

吃水不忘挖井人

1933 年 4 月，因叶坪遭敌机轰炸，中华苏维埃共和国临时中央政府机关从叶坪迁到沙洲坝。沙洲坝是个干旱缺水的地方，不仅无水灌溉，就连群众喝水也非常困难，基本只能饮用又脏又臭的塘水，生病的人也很多。毛主席得知此事后，决定打一口井，让老百姓喝上干净的井水。毛主席对乡亲们说："我知道，你们信风水，怕得罪旱龙王。我不怕，如果旱龙王怪罪下来，让它来找我算账好了！"这一席话打消了村民的疑虑。在毛主席的带领下，乡亲们开挖水井。没几天工夫，一口直径 85 厘米，深约 5 米的水井挖好了。

毛主席用实际行动为机关干部和沙洲坝群众树立了榜

样，掀起了中央各机关为老百姓开挖水井的热潮。从此，沙洲坝人民结束了饮用脏塘水的历史，喝上了清澈甘甜的井水。

1950年，瑞金人民为迎接中央南方老根据地慰问团，对这口井进行了整修，并取名为"红井"，同时在井边立起"吃水不忘挖井人，时刻想念毛主席"的木牌（后又将木牌改为石碑），以此表达对毛主席的无限崇敬和思念。红井也成为中央苏区倡导健康生活的重要标志。

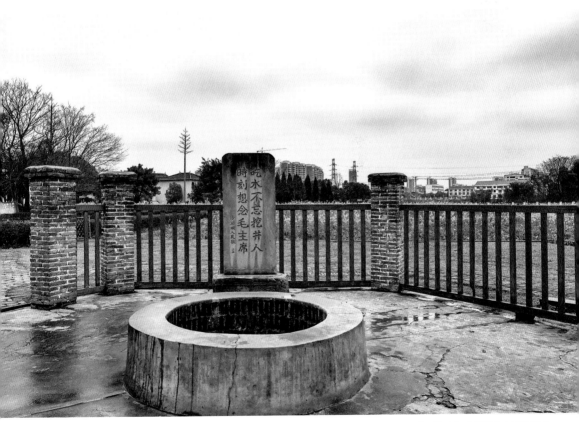

图4-8　红井（江西瑞金沙洲坝）

1932 年 10 月，中革军委发布开展卫生运动的训令，将"禁止吃辣椒"作为一项规定，令行禁止，要求全军上至司令员下至马夫，"必须迅速的百分之百的去做到"，"以后各部队的疾病现象是否减少，即证明各级指挥员与卫生人员是否严格的实际的去执行这一卫生运动的训令"。卫生委员会经常对各伙食单位进行突击检查，检查员自带筷子品尝饭菜或把筷子探入红军官兵饭碗里，检查饭菜、品尝汤汁是否有辣味，严查各连队禁食辣椒的贯彻落实情况。王稼祥、罗荣桓等领导干部本来非常爱吃辣椒，为了严格遵守规定，他们以身作则，带头停止食用辣椒。对于时任红军总参谋长的刘伯承而言，"禁止吃辣椒"这一规定让他叫苦不迭，他是四川人，没有辣子吃不下饭。有一天，刘伯承实在熬不住，便偷偷弄了点辣椒吃，被检查员发现。刘伯承二话没说，把剩下的几只辣椒如数上交，还受到通报批评。

1933 年 10 月初，红一方面军总部驻扎在福建泰宁县城时，朱德、周恩来专门召开总部直属队干部会议，讨论通过了由红一方面军卫生部提出的开展城市清洁卫生运动的工作意见，决定成立泰宁城临时清洁运动委员会，领导开展"清洁卫生周"活动。10 月 7 日上午，朱德、周恩来等亲自带领总部工作人员、红军医院的医生、护士以及城区群众共数百人打扫街道，疏通沟渠，用事先准备的石灰浆将残旧的泥墙土壁粉刷一新，并书写上新的标语。一周的努力迅速改变了县城污浊腥臭的面貌。卫生周结束后，清洁运动委员会进行了检查总结，并号召要把清洁运动推广普及，使之成为日常工作。

三、卫生运动的历史影响及现实启示

中央苏区卫生运动是在一穷二白、极端困难的战争环境下，从无到有，逐步开展起来的，虽然囿于当时苏区社会发展水平和医疗技术手段等限制，卫生运动的科学化、正规化水平不是很高，手段比较原始，一些政策和方法在执行过程中不尽如人意。但在当时没有任何可借鉴参照经验的历史条件下，苏区军民上下齐心，共抗疫情，切实阻击了传染性疾病的肆虐，保障了人民群众的生命安全，为红军取得第一、二、三、四次反"围剿"战争的胜利，并积极准备第五次反"围剿"战争提供了重要保障，为我们党在局部执政条件下动员党、政、军、群各方力量开展大规模卫生防疫斗争开了先河，产生了积极的历史影响，积累了宝贵的成功经验，值得当下参考借鉴。

（一）苏区卫生运动的历史影响

1. 唤醒了苏区军民的卫生防疫意识

苏维埃政权建立以前，广大的山区百姓因生活困苦和知识匮乏，存在不同程度的喝生水、吃生食物、吃死猪死禽、生病叫魂、停尸不埋、弃婴于河等旧俗陋习。发生传染病疫情后，有的求神拜佛、胡乱医治，有的恐慌逃避，带着病源投亲靠友，以致疫情时常恶性蔓延。

自从中国共产党和苏维埃政府开展群众性卫生防疫工作后，苏区群众的防疫观念逐步建立和加强。由于卫生防疫的宣传教育工作及时，群众逐渐懂得了如何科学地防病治病。一方面，他们了解了有关传染病的相关知识，如各种传染病的危害和防治的方法，做到了心中有数。另一方面，他们自觉行动起来，投入卫生运动，通过定期大扫除、疏通沟渠污水、焚烧垃圾污物、洗涤家具用品、暴晒衣服被褥等举措，逐步养成了良好的卫生习惯。这些足以说明苏区群众在党和政府的教育下，初步掌握了科学的卫生知识，并且自觉在日常生活或疫情发生时运用于实践之中。这种防疫意识的觉醒，不仅在当时，而且在以后与各种传染病作斗争的漫长过程中都受用无穷。

2. 增强了苏区群众团结协作、顾全大局的精神

卫生防疫工作是一项群众集体性的工作，一家一户单打独斗是无法达到

预期效果的。但是，原来即使是打扫卫生等简单的防疫措施，都因缺乏组织领导，群众大多是各家自扫门前雪，公共卫生几乎无人过问。尤其是传染病暴发时，往往被传染者所在的家庭听天由命、求神拜佛，其他人避而远之，群众之间缺乏团结协作、共渡难关的精神，以至于本来不该暴发的疫情暴发了，本来可以通过集体力量控制的传染病却蔓延开来。

有了党和苏维埃政府的组织和领导，苏区原本分散的群众走到了一起，大家自觉地投身卫生运动，成为卫生运动的主力军。起初的带有一定的强制性的卫生运动，在群众见到了讲卫生的好处后，就成为群众自觉自愿的行为。而且这些行动往往都是集体性的，不仅是同一村庄的群众集体行动，而且原本鸡犬之声相闻、老死不相往来的村与村之间也互动起来，开展卫生竞赛，使大家在共同的卫生运动中相互认识、相互了解，团结在一起，这不仅有利于防疫工作的开展，还有利于苏区革命事业的发展。

3. 维护了苏区军民的生命和健康安全

土地革命战争时期，斗争十分残酷，伤亡在所难免。如果死尸和伤员得不到及时科学处理，就有产生传染病并大规模流行的可能性；同时，由于国民党反动派的封锁，苏区军民的生活十分艰苦，医疗卫生条件十分简陋，进一步加大了防病治病的难度。在这种情况下，苏区的传染病随时都有可能暴发，这就需要开展行之有效的防疫措施，将传染病暴发的概率和危害降到最低。而且，当时红军是以农村为根据地，部队和苏区群众生活和战斗在一起，传染病的防治工作互相影响的，如果苏区群众性卫生防疫没有搞好，在群众中暴发了传染病，必将危及红军将士的生命健康，从而整体上危及根据地的革命斗争。在这种情况下，苏区群众性的卫生防疫工作就具有全局性的意义。在党和苏维埃政府强有力的组织和领导下，苏区因地制宜，因陋就简，发动群众，就地取材，中西医结合，科学防治，虽然没有完全杜绝传染病，但是有效控制了各种传染病的蔓延。

4.与白区防疫工作形成鲜明对照

与苏区迅速控制疫情相比，白区（即国民党统治区）却出现疫情防控不力的局面，既有"陕西虎疫盛行，每日死亡愈数千""四川灾荒瘟疫流行"的人间惨剧；又有白军内部流行发烧打摆子、疾痢、烂脚疤子等传染病，而且白军病患者无人管顾，"官长强迫病员行军，如十五团第一营四连等有几个病兵要求入医院，狗官长不肯，还说他装病，强迫要行军，结果在朋口悬梁吊死病兵十余名。"[①] 与此相反，中革军委明确要求，红军部队"凡患疟疾、痢疾、溃疡及其他传染病，必须离开部队入医院，或随卫生机关休养。无论因何项病症而不能随队行进者，均须设法收容安置，不得遗弃路上。"[②] 白区和白军公共卫生的惨象，与苏区和红军防疫卫生成效形成鲜明对比，使得国民党官兵纷纷投诚参加红军。

古人说，大战之后必有大疫。但年轻的中国共产党人和新生的苏维埃政权，不仅创造了苏区"大战之后无大疫"的奇迹，保障了军民的身体健康，而且提高了广大群众的身体素质，公共卫生等各项事业蒸蒸日上，成为"一个自由的光明新天地"[③]，"苏区的发病率大幅度下降，有些地区甚至减少了90%；红军部队中的痢疾、疟疾、下腿溃疡等发病率也大幅下降，疥疮基本消灭，其他各种疾病也随之减少"[④]，"赣东北苏区推行卫生运动建设仅一年，1932年的疾病即比1931年减少了90%"[⑤]。

---

① 顾润民：《出路在哪里？只有当红军》，原载《红色中华》，1934年10月20日。
② 中共江西省委党史研究室等：《中央革命根据地历史资料文库　军事系统（11）》，中央文献出版社、江西人民出版社2011年版，第1727页。
③ 毛泽东在"二苏大会"上的报告，原载《红色中华》，1934年1月26日。
④ 钟继润、刘善玖：《中央苏区医学科普工作初探》，《赣南医学院学报》，2009年第5期。
⑤ 邓铁涛：《中国医学通史：近代史卷》，人民卫生出版社2000年版，第555页。

（二）苏区卫生运动的现实启示

苏区时期开展的卫生运动，是我党历史上开展的第一次大规模群众性卫生运动，也是苏区时期最突出的卫生工作，成效最为显著。对当今构建强大的公共卫生体系，打赢新冠肺炎疫情阻击战具有重要的现实启示。

1. 必须坚持党的集中统一领导

习近平总书记指出："抗疫斗争伟大实践再次证明，中国共产党所具有的无比坚强的领导力，是风雨来袭时中国人民最可靠的主心骨。"[①] 爱国卫生运动是一场阻击战、持久战，也是一项涉及全社会的系统工程。中国共产党是开展爱国卫生运动、打赢抗疫阻击战的坚强领导核心。党的集中统一领导能够明确爱国卫生运动的目标、重点、次序、路径、方法，确保爱国卫生运动的系统性、整体性和协同性，有效防止和克服议而不决、决而不行的分散主义，实现科学决策、广泛动员和有效执行的有机统一。

苏区发生疫情后，中国共产党发挥强大的组织网络优势和组织动员能力，总揽全局，主动担当，统一指挥、统一协调、统一调度，做到上下联动、协调各方。在抗疫斗争的最前沿，各级党组织和广大党员干部特别是广大医护工作者、苏维埃干部、红军指战员等一线人员，坚决服从党和苏维埃政府的号召，奋不顾身、迎难而上，以实际行动践行党的宗旨，充分展现了中国共产党具有强大的政治领导力、思想引领力、群众组织力和社会号召力，雄辩地证明了党的集中统一领导是我们战胜艰难险阻、不断夺取胜利的关键所在。

2. 必须坚持党的群众路线

群众路线是党的工作路线，是中国共产党攻坚克难、夺取胜利的重要法

[①]《全国抗击新冠肺炎疫情表彰大会在京隆重举行，习近平向国家勋章和国家荣誉称号获得者颁授勋章奖章并发表重要讲话》，《人民日报》，2020 年 9 月 9 日。

宝。苏区时期，毛泽东首次提出了"真心实意为群众谋利益"的执政理念，并提出只有解决那些包括医疗卫生在内的关系重大、群众反映强烈的问题，广大群众才会真正拥护党和红军，支持革命。毛泽东的这一论述，体现了两层含义：一是坚持人民立场，把人民的根本利益放在第一位；二是践行群众路线的方法，在工作中要用正确的方法处理与人民群众的关系，用正确的方法去领导人民群众。真心实意为群众谋利益，充分彰显了中国共产党以人民为中心、为人民谋幸福的价值底色。人民群众是历史的主体和历史的创造者，是爱国卫生运动的主体力量。在疫情面前，所有人都是命运共同体，也是责任共同体，爱国卫生运动首先要集中群众的力量，只有切实了解人民群众的现实需求，赢得群众广泛的支持与合作，充分激发人民群众的主动性，才能形成开展爱国卫生运动的磅礴力量。

苏区卫生运动就是坚持人民立场、践行群众路线的生动写照。疫情发生后，党和苏维埃政府把人民生命安全和身体健康放在第一位，在物质极度匮乏、人员极度紧张的情况下，调集苏区最好的医务人员、最急需的资源，全力投入救治工作，不放弃每一位患者，救治费用全部由苏维埃政府承担。这一方面充分说明我们党没有自己的特殊利益，为了人民可以不惜一切代价；另一方面，得到了群众的积极拥护和强力支持，激发了群众参与卫生运动的热情。广大苏区军民主动参与，群防群控，打赢了疫情防控的人民战争，构筑起公共卫生的铜墙铁壁，凝聚起坚不可摧的强大力量。

3. 必须坚持全国一盘棋

坚持全国一盘棋，集中力量办大事，是中国共产党领导下的国家制度的显著优势，也是开展爱国卫生运动的有力保障。开展爱国卫生运动点多面广，工作量大、任务重，需要从全局出发，跨部门协作，跨区域协调，通过建立健全举国动员体制，做到了"一方有难，八方支援"。

中华苏维埃共和国临时中央政府成立时，局部执政的区域地处偏远，经济文化落后，社会治理体系极不完善。卫生运动涉及政治、经济、医疗、文化、教育、科技等多层面、多方位、多维度、多系统。要打赢卫生防疫战，就必须坚持全国一盘棋，集中力量办大事，将有限资源进行整合。中央苏区运用党的领导、苏维埃政府主导、全体军民参与的工作机制，将卫生防疫工作提升到关系苏区生死存亡的战略高度，动员全社会力量，调动各方面资源，迅速形成了党政军群协同推进的公共卫生大格局，组成了跨区域、跨部门、跨单位、多层次、多渠道、全社会共同参与的公共卫生力量。从政府出台一系列法规、制度、条例，到各级党组织和广大党员干部奋战一线；从对每一个生命的尊重和保护，到人人参与的群众卫生观念的形成，都无不彰显了党领导下全体军民同心协力、守望相助的举国体制的强大优势。

毛泽东指出："中国苏维埃与工农红军在中国民众的拥护之下，由于中国共产党的正确的领导，已经成为不可战胜的力量。"[1]衡量一个国家的制度和治理体系管不管用、有没有效，实践是最好的试金石。再经过中央苏区局部执政时期开展卫生运动的尝试，我们党积累了大量制度建设的宝贵经验，经过中国革命和建设各个时期的不断完善，集中力量办大事的制度优势得以充分发挥，国家治理效能得到不断提高，我国国家制度和国家治理体系经受住了新冠肺炎疫情的"大考"，正如习近平总书记所说："疫情防控斗争实践再次证明，中国共产党领导和我国社会主义制度、我国国家治理体系具有强大生命力和显著优越性，能够战胜任何艰难险阻，能够为人类文明进步作出重大贡献。"[2]

---

① 毛泽东在"二苏大会"上的报告，原载《红色中华》，1934 年 1 月 26 日。
②《中共中央召开党外人士座谈会就新冠肺炎疫情防控工作听取意见和建议习近平主持并发表重要讲话》，《人民日报》，2020 年 5 月 9 日。

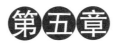

建立卫生管理体系

科学合理、运行高效的管理体系，既是苏区卫生健康事业得以顺利发展的基础，也是苏区卫生健康事业发展的重要标志。20 世纪 30 年代初的中央苏区，中国共产党在领导军民进行五次反"围剿"战争的同时，领导苏区军民开展了轰轰烈烈的土地革命，进行了艰苦卓绝的政治、经济、文化建设，开创了人民卫生健康事业，确立了卫生健康工作的原则和方针，组建了较为完善的红军部队和苏维埃政府两大系统的卫生健康管理机构，切实加强党对卫生健康事业的领导，构建起一套行之有效的管理体制。这套卫生管理体系为苏区军民的卫生健康、革命战争的胜利和苏维埃政权的巩固提供了重要保障，为人民卫生健康事业的发展奠定了坚实的制度基础。

一、卫生健康工作的原则与方针

苏区时期，中国共产党秉承真心实意为群众谋利益的宗旨，提出了"不准丢下一个伤病兵"的原则。在这一原则的指导下，逐渐形成了"预防第一""用中西两法治疗""为老百姓看病"和"医治敌方伤兵"等卫生健康工作的基本方针和政策。中国共产党大力发展卫生健康事业，将卫生健康工作与军事斗争、政治斗争紧密结合，切实解决广大军民"生疮害病"的问题，取得了一系列的伟大成就。这一时期提出和实施的卫生健康工作方针，引领着根据地卫生健康事业不断发展与壮大，对人民卫生健康事业的发展产生了深远影响。

（一）"不准丢下一个伤病兵"

1927年9月，毛泽东率领湘赣边界秋收起义部队向井冈山进发途中，因天气炎热，又连日行军作战，"作战一次，就有一批伤兵"[①]。面对不断产生的伤病员，毛泽东特别强调"不准丢下一个伤病兵"。这成为红军医疗卫生工作乃至苏区卫生健康事业的一条总原则，也是中国共产党领导下人民卫生健康事业的鲜明特征。

在三湾改编时，起义部队成立了卫生队，随即在茅坪攀龙书院设立相对稳定的治疗、休养场所——后方医院，用以收容、安置和医治红军伤病员。不久，在井冈山小井专门修建红光医院，以便伤病员集中居住和医治管理。1929年12月，在《中国共产党红军第四军第九次代表大会决议案》（即《古田会议决议》）中，毛泽东又提出要优待伤病兵，特别强调要关心爱护伤病

---

① 《毛泽东选集》（第一卷），人民出版社1991年版，第65页。

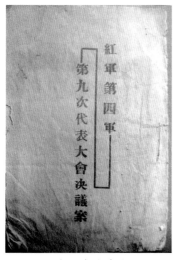

图 5-1　古田会议决议

兵。这是因为红军来自穷苦工农大众，是人民的子弟兵。真心实意为群众谋利益，就必须关心、爱护和优待每一个红军伤病员，不能丢下任何一个伤病员。中华苏维埃共和国临时中央政府成立后，先后颁布了《中国工农红军优待条例》《红色战士伤亡抚恤条例》和《红军抚恤条例》等法律法规。中央革命军事委员会特别成立抚恤委员会，专门负责调查、统计及抚恤一切受伤或牺牲或残疾的战士与其家属。同时还设立红色战士残废院，收容无家可归的残疾战士，经费由苏维埃政府保障。

人民卫生健康事业的奠基人贺诚曾经说过，卫生工作的总原则就是红军同白军在卫生工作方面的根本分歧。这既是当时的历史事实，也具有极大的政治意义。"不准丢下一个伤病兵"，成为人民军队最早确立的卫生工作基本原则，从而界定了人民军队开展卫生健康工作的根本性质，并指明了其发展方向。

【阅读拓展】

伤残红军的安身之所

革命战争时期，经常有战士受伤致残，那么，这些伤残战士该何去何从呢？

1932 年 1 月 3 日，在江西省胜利县（今属江西省于都县、兴国县境内）成立了红军残废院，主要收治伤残战士。医院前临河，后依山，青松绿草，天然雅致。但是，初成立的时候，条件非常艰苦，各项设施不完备。好在当地群众积极支持，主动送来禾草、铺板等用具，工作人员和士兵们又努力筹集资金，派人在长汀、瑞金等地购买生活必需品，慢慢的，医院形成了一定的规模。在30天之内，各红军医院及各分医院的残疾伤员都陆续集中到这里，人数达到480余名。

院中收治的战士尽管身体受到损伤，依然积极乐观地坚持学习和生活。他们踊跃参加士兵会、互济会的活动，而且还上识字课、政治课。闲暇时，战士们还组织宣传队，到农村宣讲革命的思想和举措，与当地群众联系非常密切。各乡村的男女老幼也非常关心红军战士，不断送东西来慰劳，并经常担米挑柴前来医院低价售卖给战士们。即使遇到阴雨风雪天气，医院的基本物资也能得到保障。

在战争时期，敌军中的伤残战士要想得一个安全休养的地方，简直比登天还难；而在苏维埃政权领导下，因战争致残的红军战士都能得到政府的抚恤，受到工农群众的爱护。

（二）"预防第一"

红军创建初期，由于部队作战频繁，流动性大，卫生人员少，卫生工作侧重于治疗。随着斗争形势的发展，根据地日益巩固后，红军部队因疾病减员的问题便突显出来了。当时红军医药条件十分简陋，不但要救治部队伤病员，还要为当地群众治病。在这种情况下，显然仅靠收容治疗是不行的，于是防病问题就被提到议事日程上来[①]。

---

① 涂通今、高恩显：《关于预防为主卫生工作方针确立和实施的历史回顾》，《解放军预防医学杂志》，2004年第1期。

1932 年，面对来势汹汹的战后疫情，毛泽东指示中央红色医院"对疾病的预防和治疗要结合进行"。1933 年 11 月，毛泽东在《长冈乡调查》中把疾病当作苏区的一大"仇敌"，强调各级苏维埃政府要通过发动群众性的卫生运动来"减少疾病以至消灭疾病"。

中央苏区第三次反"围剿"战争之后，由于国民党军的败退，战场上留下大量的死尸，引发了作战区域瘟疫的流行。富田一带发生了传染病暴发这一突发性公共卫生事件后，新生的中华苏维埃共和国临时中央政府，即刻开展了在人民卫生健康事业发展史上影响巨大、意义深远的卫生运动。随后，中华苏维埃共和国临时中央政府颁布了《苏维埃区域暂行防疫条例》和《卫生运动纲要》等体现预防第一方针的法规条例，为卫生运动的开展提供了有力的指导。

除了烈性传染病的侵害外，中央苏区还常年受到疟疾、赤痢、下肢溃疡和疥疮四种多发病的困扰，不仅造成苏区民众的大量死亡，而且还严重削弱红军部队的战斗力，成为红军的一大危害，红军部队出现了因病减员大大多于战斗减员的现象。因此，预防疾病成为党和苏维埃政府开展卫生工作的首要任务。

中国共产党在苏区坚持"预防与治疗相结合"的成功实践，逐渐形成了"预防第一"的思想，成为新中国卫生工作"预防为主"方针的雏形。随着时代的变迁，"预防为主"在卫生工作方针的地位始终没有改变过。新中国成立后，"预防第一"正式发展为"预防为主"，成为我国各时期卫生工作最核心的指导方针。

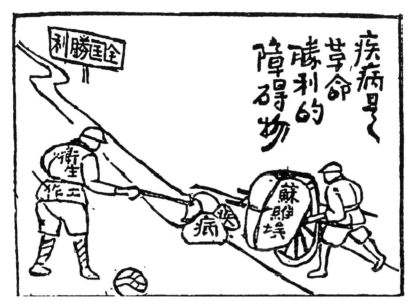

图 5-2　《红星》报漫画《疾病是革命胜利的障碍物》

（三）"用中西两法治疗"

用中西医两法治疗，是红军部队解决缺医少药问题的有效方法，也是中国共产党弘扬和传承中华优秀传统文化的根本立场，对我国医疗卫生事业的发展产生了深远的影响。

井冈山斗争时期，因敌军的封锁，红军缺医少药，甚至碘片都极度缺乏。毛泽东曾说，山上粮食万难，款子万难，伤兵医药万难。因此，主张因地制宜，提出要"用中西两法治疗"，聘请当地中医师为红军伤病员治病疗伤，茅坪后方医院的医生大部分是当地的中医，所用药物除了少量碘片外，主要是中草药。在红光医院，内科疾病多用医务人员自行采集的中草药进行治疗。红五军李聚奎身患重病，终日高烧不退，昏迷不醒，被安置在老乡家里养病。当地百姓见此情景，到处打听中医为他看病，最终从江西萍乡请来一位有名气的老中医，吃了几服药后，李聚奎的病就逐渐好了起来。

中央苏区时期，"用中西两法治疗"得到进一步发展，成为医疗卫生工作的一项重要原则，强调中西医并重，且在实践中得到完全的贯彻执行。中革军委总卫生部长贺诚强调红军部队和医院要"尽量用中药代替西药……在敌人封锁下，在药品困难的环境中，更应该采用中药，加以制造或者配制……应付我们目前的需要"。1932年8月28日的《红色中华》社论倡议："组织采药队，到各地采办各种草药。"永新县苏维埃政府通令要求"各区、乡应该组织采药队……各区各组织一队与几队去采办本地所出产的各种药品，炮制后送交军区红色医院应用，并须将这些草药的形态、制造及使用方法做成说明书一同附上来"。苏区各医院用黄连水、金银花药水冲洗伤口，用猪油膏代替凡士林作软膏，用烧酒代替酒精作酊剂，用硼砂水代替消毒液，这些中药在救治伤病员过程中发挥了重要作用。因此，中革军委总卫生部部长兼苏维埃中央政府卫生管理局局长贺诚大声疾呼要广泛地用中药代替西药。

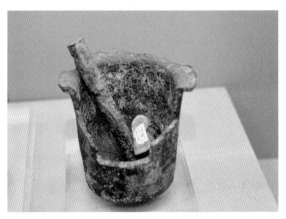

图 5-3　苏区用来捣制中草药的药罐

1932年夏，56岁的杨振德和女儿邓颖超一起来到苏区，在瑞金中央红色医院开设中医门诊部，用中草药为红军伤病员治疗，挽救了许多红军战士的生命，深受红军指战员的爱戴，杨振德成为中央红色医院第一个中医师。

传统中医在革命战争年代担负起医疗救护、控制传染病等任务，为保证军民生命健康发挥了重要作用。

（四）"为老百姓看病"

中央苏区时期，毛泽东曾多次指示中央红色医院"除了给红军看病外，也要给老百姓看病"①。按照毛泽东要"建设较好的红军医院"的指示，红军医院得到快速发展，如后方医院、预备医院、兵站医院、残废院、疗养院和野战医院等，遍布于赣南、闽西的崇山峻岭和乡间村落之中。红军医院除了给红军看病外，还有一项重要的任务——免费医治老百姓。如兴国茶岭红军总医院专门开设了10多张病床用于收治群众，周边群众患者持乡苏维埃政府的介绍信即可到总医院免费就诊治疗。

1931年11月，中华苏维埃共和国临时中央政府成立后，党和苏维埃政府把苏区人民群众的生疮害病问题提到重要议事日程。1933年9月，中央内务部要求苏区各县区设立免费给群众看病的诊疗所。之后，工农医院、药业合作社、公共看病所等形式的医疗机构如雨后春笋般在苏区各县、区、乡建起。据史料记载，仅兴国县就发展成立了40多个药业合作社。

中央苏区在短短的数年内，迅速将关系苏区军民健康的各类医院发展起来，为苏区人民群众提供了基本医疗保障。

---

① 赣南医学院苏区卫生研究中心：《中央苏区卫生工作回忆史料》，解放军出版社2014年版，第178页。

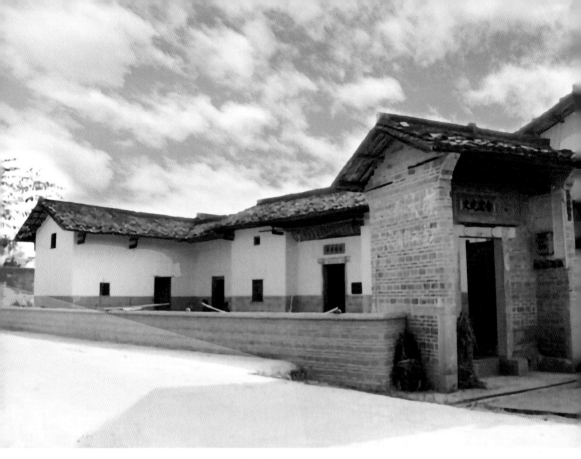

图 5-4　红军总医院旧址（江西兴国鼎龙茶岭）

（五）"医治敌方伤兵"

1928 年 11 月，毛泽东在《井冈山的斗争》中指出，对敌军的宣传，最有效的方法是释放俘虏和医治伤兵。1929 年 12 月，毛泽东在《古田会议决议》中又强调，医治敌方伤兵，亦是对敌军宣传极有效的方法。

"医治敌方伤兵"，后来成为我党医疗卫生工作长期坚持的一条重要方针和政策，体现了我党秉持"革命人道主义"的一贯主张，是中国共产党领导人民卫生健康事业"生命至上"精神的彰显。

中央苏区历次反"围剿"战争中，认真贯彻执行了"医治敌方伤兵"这

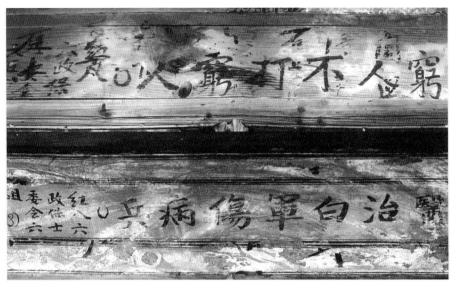

图 5-5　苏区医治白军伤病兵的宣传标语

一瓦解敌人的策略，使卫生工作完全超脱了单纯治疗的技术范围，使之与军事、政治斗争相结合，并为军事、政治任务服务，取得了意想不到的效果，成百上千的敌军伤病兵在红军医院接受救治后，深刻感受到红军是一支为穷苦百姓谋利益的军队，毅然加入了红军队伍。

中央苏区卫生健康工作各项原则与方针的提出与逐步完善，为土地革命战争时期苏区人民卫生健康工作的顺利开展，提供了思想基础和理论指导。

二、红军卫生管理机构

1927 年 9 月，三湾改编时专门设立的卫生队是红军最早的卫生管理机构，也是红军卫生管理工作的初始。井冈山革命根据地创建后，红四军设立后方留守处，下设辎重科、军械科、医务科和管理科等，医务科负责红军医院设置和经费保障等工作。同时，红四军下辖的 3 个师 9 个团中，团设卫生队、营设卫生员，负责平时治疗和战时救护工作，随军行动。各级卫生组织重视连队饮食卫生、厕所清洁，要求士兵洗澡、烫虱子等。在战时救护中，要求卫生员对负伤人员及时包扎，组织担架队将伤员送至后方医院。1928 年11 月，红四军召开第六次党代表大会，在会议决议案中规定："在军队组织中要特别健全侦探队、卫生队、担架队、辎重队、军需处诸种组织，并须训练专门人才，担架队在每营可设担架排。"[①] 这是红军第一次从军队建设的高度明确卫生机构的设置问题。

1929 年 1 月，红四军主力进军赣南、闽西时，军部设直属卫生队，由随队军医段治忠、王云霖等组成临时野战医院；各团设卫生队，主要负责收治伤病员。3 月，红四军在长汀进行整编，改编为 3 个纵队，纵队设卫生队。一纵队卫生队长张纲，二纵队卫生队长叶青山（成立时没有队长，1930年后任命叶青山为队长），三纵队卫生队长张令彬。军部设立军医处，鲍平任处长，下设医务科、运输队、管理科和医院。1930 年 1 月，由江西红二、四团和吉安靖卫大队起义部队组成的红六军（后改为红三军）设立军医处，1931—1932 年，军医处处长为钱壮飞，后为姜齐贤。1930 年 4 月，由红四军三纵队和闽西南地方武装组建的红十二军，也设军医处，处长为张令彬。1931 年春，中共中央先后派遣贺诚、陈志方、彭龙伯、唐义贞、王立中等到中央苏区参与卫生工作，卫生管理体制机制开始建立、完善且日臻成熟。

---

① 中国人民解放军总政治部办公厅：《中国人民解放军政治工作历史资料选编》（第一册），解放军出版社2002 年版，第 170 页。

【人物介绍】

贺诚：人民卫生事业的主要奠基人

贺诚（1901—1992），四川射洪人，开国中将，1925年加入中国共产党，1926年从国立北京大学医学院毕业后，被派往广东国民革命军中做医务工作，并参加北伐战争。1927年参加广州起义，任起义总指挥部军医处处长。中央苏区时期，先后任中革军委总军医处处长，红军总医院院长兼政治委员，中革军委抚恤委员会主任，中革军委总卫生部部长兼政治委员，并兼任红军军医学校校长和政治委员，中华苏维埃共和国临时中央政府卫生管理局局长等职。

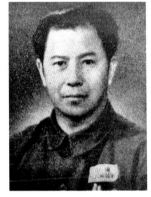

图 5-6　贺诚

1931年7月，贺诚刚到中央苏区不久，军委派一个警卫团和一个炮兵团去攻打宁都赖村和东塘，项英指派贺诚随军行动，要求贺诚在部队打开之后，做群众工作。贺诚当时临时担任了军委后方委员会委员、组织部部长，同时还兼任赖村东塘工作委员会主任，于是他参与指挥这次战斗，但炮弹打光了，赖村也没能打下来，部队被迫撤出了战斗。在战斗总结时，项英提出要贺诚作检查，并给予处分，正好被毛泽东碰上。了解情况后，毛泽东当即哈哈大笑地说，你应该让贺诚去指挥打针，而不是让他去指挥打仗。

贺诚是我党早期卫生工作的卓越领导者，在中央苏区担任中革军委总军医处处长和总卫生部部长兼中央卫生管理局局长期间，健全和统一了红军各级卫生机构的管理体制，确立了比较正规的卫勤指挥体系和工作原则；颁布了《卫生法规》等一系列规章制度，促进了医院建设的较快发展和医疗技术水平的明显提高；提出了"预防第一"的卫生工作方针，开展了群众性卫生运动和卫生宣传工作，大力倡导民众移风易俗，极大提高了苏区军民的防病抗病能力和健康水平；开办红军军医（卫生）学校，培养了一批政治坚定、技术优良的红色医生；创办《健康》《红色卫生》等报刊，为

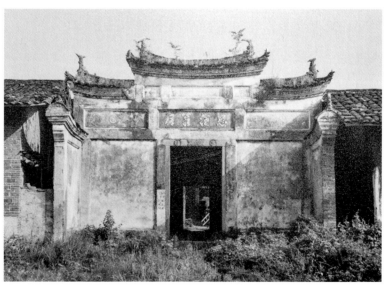

图 5-7 《健康》报社旧址（江西瑞金朱坊）

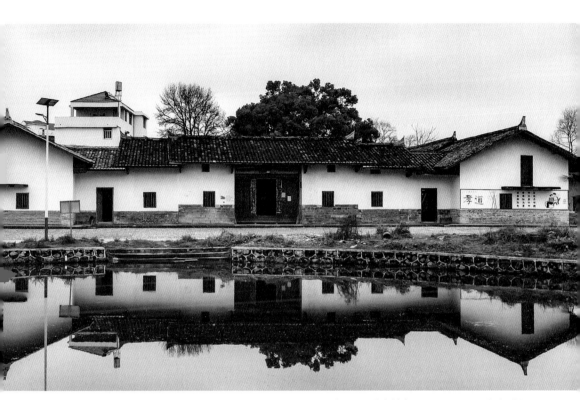

图 5-8　红军卫生材料厂旧址（江西瑞金叶坪）

提高医疗技术提供交流阵地；创建红军卫生材料厂，打破国民党的封锁，缓解了苏区医药紧缺的状况；提出"一切为了伤病员"的卫生工作原则，加强医疗卫生队伍政治思想建设等，为中国共产党早期的医疗卫生事业发展建立了不朽的功勋，成为人民卫生健康事业的奠基人。

新中国成立后，贺诚先后任解放军总后勤部副部长兼卫生部部长，中央人民政府卫生部党组书记兼第一副部长，军事医学科学院院长等职务。

（一）中央红军卫生管理机构

红军系统的卫生管理体制机制随着红军的发展壮大而逐步建立健全。在红军初创时期，红军卫生管理机构简单粗糙，卫生机关不健全，人员配备不全，医疗救护工作也举步维艰。古田会议之后，红军部队高度重视各级卫生管理机构建设，但由于卫生管理干部缺乏，卫生机关未能得到迅速建立。贺诚、陈志方等来到中央苏区后，着手组建卫生管理机构，中央红军的医疗卫生工作才真正步入快速发展的轨道。

1. 红一军团卫生机构

1930年6月，根据中共中央组建红军正规军团的指示精神，红三军、红四军、红十二军组成红一军团，并设立军团卫生处（未任命处长）。卫生处人数很少，主要是在军政机关的协助下组织临时医院，进行伤病员的收治与转运工作。军团下辖的三个军均设立军医处。各团（纵队）有卫生队，人员配备较齐全，设队长、中西医医官、卫生兵和担架兵等。

1931年9月，红一军团正式设立军医处，姜齐贤任处长。1932年9月，军团军医处改为军团卫生部，姜齐贤任部长，叶青山任副部长，戴济民任医务主任。

2. 红三军团卫生机构

1930年6月，红五军和红八军组成红三军团。在湖北大冶游击时，大冶普爱医院何复生（地下党员）、饶正锡、陈春甫、石恩赐和陈复汉等被动员到红军工作。6月24日，彭德怀、滕代远签署成立红三军团总医院的命令，并授予"中国工农红军第三军团总医院"番号，任命何复生为院长。总医院以何复生、饶正锡等为技术骨干，在红八军军医院的基础上组建而成，能做扩创、取弹片、截肢等手术，原来部队伤病无人能治的状况得到改善。总医院成立后，开办了一期8个月的医务训练班，学员有潘世征、俞国斌等。作为军团最高卫生机构，总医院还行使全军医疗卫生管理工作职能。9月，红三军团第二次攻打长沙后，逐步组建军、师一级卫生机构，军设军医院，师设军医处，并设处长1人。红五军军部医院在院长饶正锡等领导下发展迅速，工作人员达到200余人，组建了有50副担架的担架队，开办了看护员训练班。

1933年夏，红三军团总医院改组为红三军团卫生部，师军医处改为师卫生部，团设卫生队，营设卫生所，连设卫生员。何复生任军团卫生部部长，刘惠农任政委，戴正华、饶正锡先后任医务主任。军团卫生部直辖2个野战医疗所（战时展开为野战医院）和一所医务政治学校。学校培养了100余名医生、数百名护士和大批卫生员，充实了部队的卫生技术力量。

3. 红五军团卫生机构

1931年12月14日，国民党第二十六路军17000余名官兵发动宁都起义，加入红军队伍，被编为中国工农红军第五军团。

二十六路军作为国民党正规军，具有较完备的医疗卫生建制，军部设有军医处，师、旅也设军医处，团设卫生队，连、排设卫生兵。军设后方医院，师、旅设野战医院。各级医疗机构的医疗设施较为齐全，人员基本配齐，有军医、司药、护士和勤务员等。而且许多医务人员都接受过正规的医学教育，或者在部队接受过医务培训，随起义部队加入红军后，壮大了红军医疗技术队伍。

红五军团成立后，军团、军和师均设军医处，团设卫生队，营、连设卫生员。陈义厚任军团军医处处长（1933年6月由姬鹏飞接任）兼红十三军军医处处长，刘瑞林任红十四军军医处处长，姬鹏飞任红十五军军医处处长。

【阅读拓展】

"真是白区红区两重天"

　　1931 年，国民党二十六路军奉命从西北来到江西。部队进驻宁都时，正值盛夏酷暑，空气闷热，气候潮湿，许多官兵水土不服，加上霍乱、疟疾和痢疾流行，仅宁都城内的驻军患病者就达 5000 余人。此外，由于部队粮食短缺，士兵们吃发霉的大米，营养不良，甚至有活活饿死者。上层军官还贪污医疗经费，患病士兵无法得到及时医治，只能在痛苦中死去。这一情况持续了几个月，有些士兵绝望地对着病死的战友说："今天我埋你，等我死了谁来埋我？" 1931 年 12 月 14 日，身陷绝境的国民党第二十六路军 17000 余名官兵为抗日反蒋，发动了宁都起义。这次起义沉重打击了国民党蒋介石"攘外必先安内"的反动政策，鼓舞了全国人民抗日反蒋的热情。

　　中央苏区领导人了解这一情况后，会同国民党二十六路军中的中共特别支委作了周密部署，对伤病兵的救治工作进行了详细安排。中华苏维埃共和国临时中央政府派地下党员李肃到医院去，公开以中华苏维埃共和国临时中央政府的名义慰劳伤病兵，稳定伤病兵的情绪，宣传抗日革命道理，还专门组织红军医疗队，在石城的秋溪、龙岗、横江一带建立 5 所临时医院，医治伤病兵。

　　在红五军团整编期间，中革军委主席朱德亲自到石城秋溪临时医院看望伤病兵，叮嘱他们安心养病。伤病兵十分感动，含着热泪说："以前，因痢疾病死了几千个弟兄，无人过问；今天到了红军部队，不但为我们治病，总司令还来看望我们，真是白区红区两重天！"

4. 红七、八、九军团卫生机构

1933 年 10 月 28 日红九军团成立，军团长罗炳辉，政委蔡树藩，参谋长郭天民。1934 年 2 月，军团卫生部成立，张令彬任部长，程村樵任医务主任。师、团两级卫生机构的建立早于军团卫生部，随军团成立而建立。师设卫生部，团设卫生队，营设卫生所，连设卫生员。1935 年 3 月，吴清培接任军团卫生部部长，蒋耀德接任医务主任。

1933 年 10 月，根据中共中央军委的命令，红七军团正式成立，军团长寻淮洲，政治委员萧劲光，军团卫生部部长谭时清。

1934 年 9 月，由红七军团二十一师和中央红军直属二十三师合编组成红八军团，军团长周昆，政委黄甦，参谋长唐溶（后为张云逸），政治部主任罗荣桓，军团卫生部部长侯友诚（侯政），医务主任宋杰。

5. 红一方面军卫生机构

1930 年 8 月，红一军团、红三军团在湖南浏阳永和会师并组成红一方面军。朱德任方面军总司令，毛泽东任总前委书记兼方面军总政治委员，朱云卿任参谋长，全军共计 3 万余人。红一军团总指挥部由方面军总指挥部兼任，下辖红三、四、十二、二十、二十二军 5 个军；红三军团总指挥彭德怀，下辖红五、八、十六军 3 个军。1931 年 11 月，红一方面军总部撤销，所属各部归中革军委指挥，统称中央红军。1932 年 6 月，中央红军复称红一方面军，朱德任总司令，毛泽东、周恩来先后任总政治委员，叶剑英任参谋长，王稼祥任政治部主任。同年底，红一方面军进行整编，撤销部分军的建制，军团总指挥改称军团长，辖红一、三、五 3 个军团 24 个军，共约 7 万人。1933年5月，中国工农红军总部成立，并兼红一方面军总部，朱德任总司令兼方面军司令员，周恩来任总政治委员兼方面军政治委员，叶剑英任方面军参谋长，杨尚昆任方面军政治部主任。撤销军一级建制，由军团直辖师。1934年1月，红军总部与中革军委合并，红一方面军再次称中央红军。1934年10月，中央红军主力开始长征。

红一方面军成立之初未组建方面军卫生机构，但各军团、军、师大多设立了军医处（三军团实行"总院制"），团（纵队）有卫生队，并在后方都建有医院。

1932年后，红一方面军各部队卫生机构有了基本统一的编制。方面军、军团设卫生部，师设卫生处（后改为卫生部），团设卫生队，连设卫生员。团卫生处、政治处、供给处均设于团部。

1932年9月17日，中革军委发布《关于红军军团暂行编制表的训令》，规定军团设军医处，下设医务科、材料科、事务科（下设运输队）、看护训练班、担架队；师直属队设卫生队。不久，部队整编，保留军团建制，改军为师，军需处改为供给部，军医处改为卫生部。军团设卫生部，配部长、政委、医务主任、政治部主任；师设卫生部，配部长、政委和政治部主任；团设卫生队，配队长、指导员；营设卫生所，配所长、指导员；连设卫生员，配卫生长。

1933年5月3日，中革军委发布《委任红一方面军各机关负责人员的通令》，组建红一方面军卫生部，彭龙伯为卫生部长（因其尚在后方担任红军卫生学校校长，暂由卫生部政委王立中兼任，彭龙伯6月才到任）。12月，方面军领导机构撤销时方面军卫生部同时被撤销，彭龙伯调任中革军委总卫生部保健局局长。

尽管受战时条件的限制，红军各医疗机构的组织和员额未能按规定编制完全落实，但由于全军统一的卫生勤务编制逐步得到确定，各类卫生机构的职责、任务和隶属关系逐步得以明确，红军卫生勤务组织形成了体系。

（二）中革军委总卫生部

1931 年 1 月 15 日，根据中共中央的指示，中共苏区中央局和中华苏维埃中央革命军事委员会（简称"中央军委"）在江西宁都小布成立。二三月间，中央军委先后成立总政治部（主任毛泽东）、总参谋部（代理部长朱云卿）、经理部（部长范树德）、财政部（部长

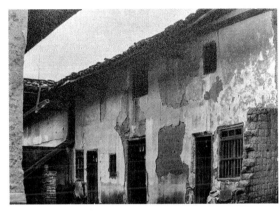

图 5-9 中革军委总卫生部（江西瑞金叶坪）

杨立三）、军医处（处长贺诚）和政治保卫处（处长王稼祥）。4 月，贺诚、陈志方等抵达江西永丰龙冈中央军委所在地，开始正式履职并着手组建军医处。11 月 25 日，中革军委主席朱德发布通令，正式成立中革军委总军医处，贺诚任处长。总军医处成立后，立即充实工作人员，设立办事机构，履行工作职责。总军医处下设医务科、卫生科、材料科、事务科。

1932 年 9 月，中革军委总军医处改称中革军委总卫生部，所属各科改称局、处，军团和师的军医处也改称卫生部（此时军的建制已撤销，由军团直接指挥师）。随着红军医疗卫生工作的不断加强，总卫生部的职责范围越来越广泛，机构设置也日趋完善。1933 年 3 月第四次反"围剿"战争结束时，总卫生部的机构设置如下：

总卫生部部长：贺诚。

政治委员：贺诚（兼）。

表 5-1　中革军委总卫生部机构设置

机构设置	机构名称
下设机构	总务处：处长陈明，设通讯科、文书科、供给科、管理科
	医政局：局长陈志方，设第一科、第二科。第一科负责管理医政、人事，第二科负责医教
	保健局：局长彭龙伯，局下不设科，编设巡视员若干人，负责管理卫生防疫和保健工作
	药材局：局长唐义贞，设保管供应科、生产采购科
	医院政治部：主任倪志侠，因未到职由刘石代理
直属机构	红军卫生学校：校长先后由贺诚（兼）、彭龙伯、陈义厚担任
	卫生材料厂：厂长唐义贞（兼），下设设计股、制造股、出纳股
	《健康》报社
	红军总医院
	第 1—10 后方医院
	红军残废院
	红军疗养所
战时统一指挥的下级业务机构	红一方面军卫生部
	兵站医院
	预备医院
	各省军区卫生部

中革军委总军医处更名为总卫生部，一是标志着红军部队的卫生工作彻底与旧式军队决裂。红军建军初期，医疗卫生序列一直沿用旧式军队"军医处"的称谓，救护体制也沿用旧式军队的做法，人民军队卫生工作的特征不明显。二是突显了人民军队医疗卫生工作的性质。总卫生部内设立医院政治部，体现了党对军队及卫生工作的绝对领导。三是标志着部队卫生工作的重心向卫生防疫转移。过去军医处的主要工作职责是医治伤病员，而总卫生部将疾病预防纳入工作职责范围，不仅救死扶伤，更注重防病治病。

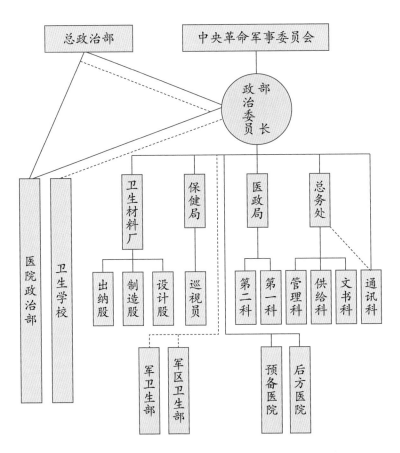

图 5-10　1933 年的中革军委总卫生部组织系统图

（三）红军各级卫生机构工作职责

1933 年 9 月，中革军委总卫生部发布《师以上卫生勤务纲要》，明确规定了总卫生部及师以上卫生机构的工作职责。总卫生部为中革军委的直属机构，统辖全国红军医疗卫生工作。其下设各卫生机构及人员的工作职责如下：

表 5-2　红军各级卫生机构工作职责

卫生机构	工作职责
医政局（司）	医院及一切医疗机关的设计与管理事项
	医生、司药及一切卫生人员的管理教育事项
	医疗调查统计事项
	负伤人员的诊断及最后裁判、鉴定与抚恤事项
	卫生法令决议审查事项
	军用兽类的医疗管理事项
保健局（司）	营房、饮食、服装、给水、排水、除秽等营养卫生实施计划事项
	防疫、防毒的实施计划事项
	卫生宣传教育与卫生运动的实施与计划事宜
	健康检查与卫生试验事项
	军用兽类的保健事项
	保健调查统计事项
药材局（司）	卫生材料的出纳稽核及报销事项
	卫生材料保管与检查事宜
	卫生材料采买与分配的实施计划事项
	军用兽类的卫生材料及蹄铁出纳、稽核事项

（续表）

卫生机构	工作职责
总务处	收发、分配、撰辑、保存及缮写与油印文件事宜
	命令的公布事项
	典守印信事项
	本部与所属各机关人员的考查与任免事项
	本部人员的管理教育事宜
	本部及所属各机关的经费出纳、审核事项
	出版物的发行事项
	本部一切庶务及不属于各局的事项
巡视员	主要对各卫生单位的行政工作、医疗情况、部队和医院的卫生情况、政治工作、教育状况等进行巡查与督促，要求客观公正、如实反映。巡视方式主要有召开各种会议了解情况、突击考察、个别谈话等

（四）完善卫生管理制度

随着红军医疗卫生工作的推进，红军医院与伤病员的关系、后方医院与地方政府的关系、医院与驻地群众的关系、医务人员与伤病员的关系等亟待协调；医务人员的管理、伤病员的管理等也急需规范。红军初创时期卫生管理制度缺失，医疗卫生工作问题颇多。1929 年 12 月，毛泽东在古田会议上指出，全军军事政治机关对伤病兵的注意不够，各种会议对卫生问题讨论很少，官长对伤兵采取一种不理不问的态度等，这不仅严重影响到官兵关系、军民关系，而且还削弱了红军的战斗力。1931 年 7 月，中共苏区中央局特派员滕代远在巡视湘鄂赣苏区后，反映红三军团个别后方医院管理混乱：医官不尽责，不按时为伤病员上药，医院滥留客人吃公家饭，本地亲戚朋友随便来医院休息吃饭，医院从来没有算过账，经济不公开等等。浏阳第三医院伤病兵赌博、吸食鸦片、打院长、捉苏府主席、偷群众的东西……"无奇不有，实在糟透了。"① 因此，整顿医院秩序、加强管理成为医疗卫生工作十分迫切的任务，建章立制成为促进苏区医疗卫生工作健康发展的必然要求。

毛泽东在古田会议上针对红军创建以来存在的医疗卫生问题，提出了七项解决的办法②，成为红军医疗卫生工作的最高准则。

中华苏维埃共和国临时中央政府和中革军委总军医处成立后，陆续制定和颁布了一系列规范医疗卫生管理的制度文件，主要有：

1. 法律法规类

1931 年 11 月的《中国工农红军优待条例》和《红军抚恤条例》；1932 年 3 月的《苏维埃区域暂行防疫条例》；1933 年 10 月的《暂定传染病预防条例》等。

2. 卫生管理类

1932 年 1 月的《中革军委关于统一购买药品的训令》《中革军委关于各项费用的性质、数目及限制规定的训令》和《中革军委关于密切各级军医处工作关系的训令》，8 月的《中革军委关于建立和健全转运伤病员工作的通令》，9 月的《中国工农红军第一方面军第三次卫生会议卫生决议案》；1933 年 1 月的《中革军委关于红军卫生问题的训令》和《中国工农红军总司令部关于医院工作问题的通令》，6 月的《卫生法规》，7 月的《中革军委关于出院检验与发入院出院费的训令》和《中革军委关于在红军中检查体格的训令》，9 月的《连

---

① 中国现代革命史料丛刊：《湘鄂赣革命根据地文献资料》（第一辑），人民出版社 1985 年版，第 534 页。
②《毛泽东文集》（第一卷），人民出版社 1993 年版，第 112—113 页。

一级卫生勤务（卫生员工作大纲）》和《师以上卫生勤务纲要》，10 月的《中革军委关于介绍和收容伤员以及处置手续的规定》，12 月的《中革军委总卫生部关于战时及医院卫生勤务》《中革军委关于改组卫生机关事项的命令》和《红一方面军关于禁止卫生人员改职的训令》；1934 年 2 月的《中国工农红军医院政治机关工作暂行条例》，3 月的《中革军委关于伤病员住院手续的通令》等。

以上规章制度基本保证了中央苏区时期医疗卫生工作的正常开展，形成了当时较为合理的运行机制。一是在健全机构的基础上，从政治上和组织上加强了对红军医疗卫生工作的领导，突显了红军医疗卫生工作的革命性和"一切为了伤病员""一切为了革命战争的胜利"的服务宗旨。二是规范了红军的个人卫生、公共卫生、驻军卫生及行军卫生等事务，建立起部队的疾病防御体系。三是明确了战时红军伤病员转运、救治和安置的各方职责，提高了伤病员的救治率。四是规范了红军医院在收治伤病员、药材管理等方面的程序，使药品器材得到合理配置，避免了浪费。五是强化了对医务人员和伤病员的管理，执行了"三大纪律八项注意"，从医疗卫生角度显示出红军是执行革命政治任务的武装力量。

三、苏维埃政府的卫生管理机构

中国共产党历来重视劳苦大众的卫生健康保障。1927 年 9 月，江西省革命委员会明确提出，要积极进行各种公众卫生事业的建设，如建立免费的普通医院，特别医院（如疯人院、废疾院等）。11 月，《江西省苏维埃临时政纲》又提出："由政府设立养老院、育婴院、残废院及病院，以养育并医治老

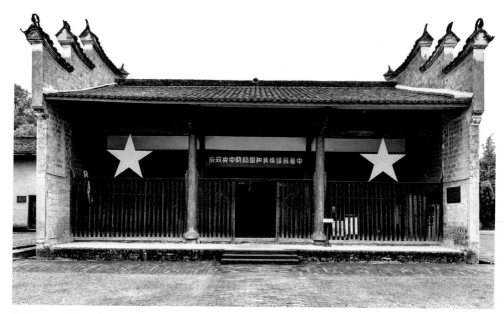

图 5-11　第一次全国苏维埃代表大会会址（江西瑞金叶坪）

弱、儿童及残废病疾者。"[1]但由于根据地处于初创时期，又位于偏远山区的广大乡村，在国民党偏颇的"重城市轻农村"卫生政策影响下，卫生基础设施极其薄弱，疫病肆虐，民不聊生。这是红色政权建立之后卫生工作面临的困境。1931年11月，中华苏维埃共和国临时中央政府一成立就将卫生健康工作提上议事日程，中央及地方各级卫生机构相继建立，卫生健康事业如火如荼地开展起来。

---

① 江西省档案馆等：《中央革命根据地史料选编（下）》，江西人民出版社1982年版，第13页。

（一）卫生管理局

随着苏维埃运动的不断高涨，国民党加紧对中央苏区进行经济封锁和军事"围剿"，苏区军民伤亡甚多，医疗卫生工作任务极为繁重，药品器材来源十分困难。为加强地方医疗卫生工作，有效组织药源，减少疾病发生，增进军民健康，1931年12月初，中华苏维埃共和国临时中央政府内务人民委员部下设立卫生管理局。由于人员紧缺，卫生管理局成立时与中革军委总军医处合署办公，局长一职由贺诚兼任，局内只设医务科和保健科，机构设置和人员配备均不完善。但卫生管理局的成立，标志着苏维埃政府系统的最高卫生管理机构诞生了。

1932年6月9日，中华苏维埃共和国临时中央政府人民委员会第十六次常委会通过了《内务部的暂行组织纲要》，其中规定"在内务人民委员部下暂时设立市政管理局、行政局、卫生管理局、交通管理局、社会保证管理局、

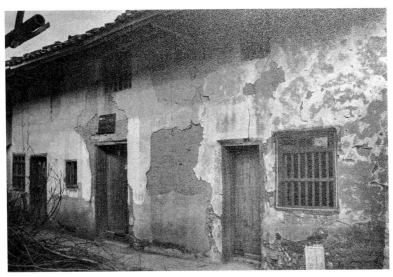

图5-12 中央政府内务人民委员部卫生管理局旧址（江西瑞金叶坪）

邮电管理局"。《内务部的暂行组织纲要》的"附注一"中说明:"卫生、交通、邮电、社会保证、粮食等管理局,是卫生、交通、邮电、社会保证等部未成立前的临时组织,暂时由内务部兼理这几个部的工作。"同时规定卫生管理局的工作职责:"管理医院,预防和制止瘟疫与传染病,注意公共卫生,检查车船、公共食堂及人民住宅之清洁,考验并监督医生和药剂师,检查药品及药材之营业等。"

根据实际工作情况,卫生管理局的主要职能:

1.负责地方各级基层卫生组织的组建、健全和管理工作。

2.负责起草卫生条例,制订卫生教育计划,开展卫生知识宣传普及工作,培训卫生行政管理干部。

3.组织实施卫生运动,制订卫生运动工作计划,指导各级组织开展卫生运动。

4.发展公共医药事业,设立公共诊疗所和药业合作社。

5.加强医药行业管理,对医生实施登记和考核,建立药店登记、检查制度。

(二)地方各级政府的卫生机构

根据《内务部的暂行组织纲要》的规定,省、县、城市苏维埃、区的卫生部暂不设立。卫生业务工作由省、县两级内务部之下设立的卫生科负责,省、县级卫生科设科长1人。在必要时可通过设立卫生委员会的形式来解决工作人员不足的问题。委员会主任由卫生科科长担任,聘请专门人才为委员,由3—5人组成。委员会由主任(卫生科长)召集,主要研究讨论辖内卫生工作重大事项,落实上级工作任务等,其工作职责与卫生管理局相同,委员会可指派委员督查、指导卫生工作的开展。

鉴于各级苏维埃政府卫生机构不健全，为了推动苏区卫生运动的深入开展，1933 年 7 月 16 日，卫生管理局制定的 8—12 月《五个月卫生工作计划》中强调：一是健全各级卫生组织机构，充实卫生人员，要求在 5 个月内必须充实到位。二是以乡为单位设立卫生委员会，县、市、区统一设卫生科长 1 人，省设卫生科长 1 人、科员 1 人；中央卫生管理局设局长 1 人，下设医务科、保健科。三是要求各级卫生科长由懂业务的专门人员或了解卫生常识的人担任。四是决定开办两期卫生行政人员培训班，培训学员 100 名，缓解地方卫生行政管理人员匮乏、卫生行政干部紧缺的问题。

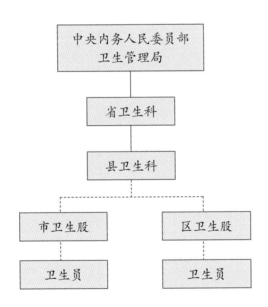

图 5-13　苏维埃政府卫生组织机构图（1933 年 7 月）

1933 年 12 月 12 日，中华苏维埃共和国颁布《地方苏维埃暂行组织法（草案）》，从法规角度规定各县、区苏维埃政府内务部下设立卫生科，并明确其职责："管理关于群众卫生运动之指导，医院、诊疗所、疗养所之指导，医生之登记和考核，药店之检查，药材合作社之组织，医药教育等。"①

至此，中央苏区苏维埃政府系统的各级卫生机构基本建立，红色区域内人民群众的"生疮害病"问题、人民群众"十分盼望的疾病卫生问题"，有了专门机构和专门工作人员来负责。随即各种基层医药机构迅速发展起来，工农医院、贫民看病所、公共诊疗所和药业合作社等医疗机构迅速组建，苏区广大人民群众的疾病防治有了基本保障。这是中国卫生史上开天辟地的伟大创举，是中国共产党代表最广大人民根本利益的伟大实践和治国安民的重要举措。

---

① 中共江西省委党史研究室：《中央革命根据地历史资料文库·政权系统（8）》，中央文献出版社、江西人民出版社 2013 年版，第 1219 页。

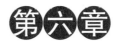

第六章

培养医务卫生人员

　　中国共产党在大力发展卫生健康事业的过程中，面临的首要困难是缺医少药，尤其是医务卫生人员的匮乏。为解决这一难题，党和苏维埃政府积极探索并实践了以自主培养为主，组织征召和派遣、动员民间医生，争取留用国民党军医为辅的医务人员培养与发展道路，为党和革命事业输送了一批又一批医务卫生人员。1930 年 8 月赣东北苏区卫生学校的建立和1931 年 11 月中国工农红军军医学校的创办，标志着中国共产党领导建立的规范化卫生院校的开端和培养医务卫生人员的模式逐渐形成。从此，以培养"政治坚定、技术优良的红色医生"为目标的人民卫生教育事业拉开了序幕。

一、红军医务人员的主要构成

医务人员对于红军部队和革命根据地的发展至关重要。但缺医少药，是革命战争年代各根据地医疗卫生工作面临的最大困境和挑战。随着革命形势的日益高涨和革命战争的日趋激烈，红军伤病员不断增加，红军中的医务人员不管是在数量上还是质量上都根本无法满足现实需要。为此，中国共产党和苏维埃政府想尽各种办法扩充医疗队伍，通过组织征召和派遣，动员地方医师，争取和改造国民党军医，自主培训等渠道来解决医务人员不足的问题。

（一）组织征召和派遣

为解决各红军部队医务人员奇缺的困境，驻上海的中共中央采取了多种征招医务人员的举措。1930 年 2 月，鉴于各地红军突飞猛进的发展，尤其面对军医等技术人才"甚感缺乏"的问题，中共中央军事部在工作报告中提出：除各级党组织以及中央要尽量寻找外，急需从在莫斯科学习的中国留学生中抽调一批人转为学习军医等技术。因此，唐义贞、王立中、彭龙伯等一批正在莫斯科留学的青年被紧急调去接受医务训练班的培训，并指定回国后从事医务工作。

3 月，中共中央发出《关于征调军事人才的通告》，要求"各省委军委以及各党部应从速调查该党部所管辖的同志有无军事人才，军医、交通、修理军械人才，以及政治工作人才等，列表统计，送交上级党部转送中央军委。"[1]动员推荐来的人员应具备的条件：在政治上、组织上没有问题；坚决、勇敢、

----

[1] 赣南医学院苏区卫生研究中心：《中央苏区卫生工作史料汇编》，解放军出版社 2012 年版，第 19 页。

能吃苦耐劳；身体健壮，有决心到红军中工作。8月，中共中央再次发出《关于为红军征召医务人员的通知》，要求"每一个革命群众都要为红军找医生，为红军找药材"[①]，并即刻送到红军中去。

1931年春开始，中共中央陆续向各苏区派遣医务技术骨干。其中，派到中央苏区的有贺诚、陈志方、彭龙伯、王立中、唐义贞等。这批医务骨干，为苏区医疗卫生事业的建设与发展，发挥了举足轻重的作用。如贺诚、陈志方等，为红军卫生勤务工作的发展作出了重要贡献；唐义贞、彭龙伯、王立中等在苏区卫生管理岗位上担任重要职务，健全了卫生工作体制机制。

（二）动员地方医师

动员地方医师参加红军是解决军医奇缺的应急之策。红军每到一地，便动员当地医师到红军医院帮助医治伤病员。如红八军军长何长工动员湖北大冶普爱医院的医师何复生、饶正锡、陈春甫、陈复汉、石恩赐等携带药品、器械参加红军，组建了红三军团总医院，后又动员戴道生等医师到总医院工作。

1930年10月初，红军攻克吉安后，毛泽东亲自动员名医戴济民创办红军医院。1933年4月，经毛泽东、周恩来、徐特立等动员，傅连暲放弃优裕生活，捐献全部家产，将福音医院从长汀搬到瑞金，改名为"中央红色医院"，被誉为"苏区第一个模范"。

【阅读拓展】

"红色华佗"戴济民

戴济民（1889—1978），原名戴惠黎，安徽合肥人，早年求学于教会所办的湖北汉口大同医学院。辛亥革命爆发，参加江西九江红十字会，投身革命军的救护工作。后转办九江

---

① 赣南医学院苏区卫生研究中心：《中央苏区卫生工作史料汇编》，解放军出版社2012年版，第36页。

红十字医院，任院长。1913 年，为躲避战乱，
来到江西吉安办起私立惠黎医院。由于他济贫
助弱，为无力求医者提供医药帮助，在吉安颇
有声望。他与吉安靖卫大队大队长罗炳辉建立
了深厚友谊，思想上受到罗炳辉的影响。1929
年 11 月，罗炳辉率部起义参加红军，两人仍经
常来往。1930 年 10 月，在毛泽东的动员下，戴
济民携带自己医院的全部器械、药品，赶赴青
原山医治红军伤病员，从此走上革命道路。他
医术高明，赢得"红色华佗"的美誉，成为苏
区医界"四大金刚"之一。中央苏区时期，戴
济民曾任红色总医院院长、福建军区军医处副
处长、红一军团卫生部医务主任等职。1931 年
3 月，加入中国共产党。

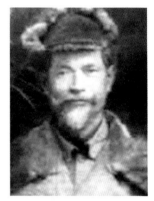

图 6-1　戴济民

　　长征中，他在总指挥部任医务主任，负责
中央领导同志的医疗保健工作。过草地时，周恩
来患病三个月，病情日趋恶化。毛泽东亲自派戴
济民为周恩来治病。戴济民等在周恩来身边精心
治疗护理两个多月，终于使他恢复了健康。

　　1937 年，戴济民回江西吉安探亲时，见到
了项英、陈毅，遂到新四军工作，任新四军军
医处副处长。皖南事变后，改任卫生部副部长。
解放战争时期，戴济民先后任东北军区卫生部
医务主任、副部长，中南军区医药顾问。新中
国成立后，任国家卫生部计划监察局局长。

（三）争取和改造国民党军医

加入红军的国民党军医主要来自战场俘虏和随军起义的医疗人员。他们都是受过严格专业训练的医务人员。加入红军后，各级党组织尽最大努力教育感化他们，给予他们政治上、经济上的优厚待遇和生活上的特殊照顾。后来，他们不仅成为红军医疗卫生队伍的技术骨干，还有不少人先后加入了中国共产党，甚至走上了领导岗位，为红军和苏区医疗卫生事业的发展作出了重要贡献，李治、姜齐贤、戴正华、孙仪之、王斌、陈义厚等就是其中的主要代表。

此外，还有曾守蓉、李延年、俞翰西、胡广仁等人，原本都是国民党军医，被俘或起义后安排到红军卫生学校担任教员，他们发挥自身所学，尽心执教，为培养红军医务卫生人员竭尽所能。

（四）克服困难自主培训

红军医务人员培养工作，最早采取的是红军医院培训看护员的形式。当时，几乎所有红军医院都依托自身技术力量进行医务人员的培训。如红三军团总医院成立之初就开办了一期 8 个月的医务培训班，1930 年 11 月，红三军开办了看护训练班，1931 年 2 月，赣西南红色总医院开办了女子看护学校，招收了青年学员 100 名。

1931 年后，一批国民党军医参加红军，给红军医务人员培训工作带来空前发展。许多医疗技术骨干一边抢救伤病员，一边培训学员。李治在第四分院工作时，因医院 3 名军医中只有他一人接受过正规医学教育，上级就任命他为医务主任。当时，有 13 名从农村动员来做看护的青年男女，干劲大、热情高，但都没有文化，也未接受过任何医务培训，完全不知道如何护理伤病员。李治就把他们分成司药组和护士组进行培训。对司药组，李治用 1 个月时间教授常用药剂的配制知识和如何用中草药制作汤剂、膏剂；对护士组，则用 3 周时间教授一些医药、护理的基本知识。讲解人体解剖知识时，李治先绘制了一张人体解剖图，让学员对照自己的身体摸一摸、看一看，再结合解剖图讲解身体各个组织部位的名称、功能等。讲碘酒和酒精的区别时，通过颜色来直观分辨，告诉学员像酱油一样颜色的是碘酒，像白酒一样颜色的是酒精，没有酒精的情况下也可以用白酒代替，然后教他们认识"碘酒""酒精"这几个词。李治采取急用先学、形象教学等方式，使这些目不识丁的十八九岁的男女青年听得懂、记得住、会操作，轻松愉快地逐步掌握了救护本领。

【阅读拓展】

中央苏区的看护培训班

中央苏区时期，苏维埃政府和红军部队为培养革命事业急需的医务人员，利用已有医院的技术力量，大规模举办了短期看护培训班。

1930年红三军团成立后，组建了总医院，并开始着手培养自己的卫生人员，何复生、饶正锡等医生担任教员，学员每天上课三四个小时，其余时间自习。教学设备除了两台印讲义的油印机、一套生理解剖图谱和一具骨骼标本外，其他皆无，也没有固定的教室。教学都是在医院进行，遇有伤病员送来，医生即教员就需要去开展救治，学员也在教员的指导下参与伤病员的救治工作。没有显微镜，在学习红细胞和白细胞时，学员只能用讲义上、黑板上画的图形去想象红细胞、白细胞的样子。由于行军作战频繁，很难有比较完整的学习时间，培训班只能是边行军、边打仗、边学习。教学方法也是紧密结合当时红军的实际情况，挑选部队最常见的病和最常用的药来进行教学。学员听不懂的时候，教员就做给他们看，通过实际操作进行讲解，例如注射技术，就拿注射器在课堂上当场进行示范，学员照着葫芦画瓢，很快学会了这项技术。

1931年2月，位于江西兴国城岗的赣西南红色总医院创办了女子看护学校，这是中央苏区第一所以"学校"名义招收看护生的培训班。

这些培训班、训练班受各种客观因素的影响，总体培训质量不高，但在当时的历史条件下，所培养出来的人员，在改变苏区军民卫生面貌、加强卫生指导与管理、增强军民卫生保健意识、充实医疗救护力量等方面发挥了重要的作用。

红军医疗队伍的上述构成，是由苏区早期的客观条件所决定的。事实上，尽管中共中央派遣、动员民间医生帮助、争取改造国民党军医和自主培训等措施，对壮大红军医疗队伍效果显著，作用很大，但在人员数量上却远远不能满足革命斗争形势的迅速发展和苏区民众对保障生命安全和保持健康的渴望，也无法保障红军指战员和苏区民众"生疮害病"问题得到有效解决。各革命根据地因地制宜规模化、规范化、自主培养训练自己军医的工作应时而生。

二、苏区时期的医务学校

1931年11月，中华苏维埃共和国临时中央政府成立后，根据地进入巩固发展时期，有了相对广阔和稳定的后方区域，中国共产党开始了包括卫生健康工作在内的全方位的社会治理工作。为创办红色医务学校、自主培养医务人才提供了重要条件。在此背景下，中国共产党领导的医务教育得到了蓬勃发展。1930年10月18日，赣东北苏区在红军医院驻地弋阳仙湖村建立了卫生学校，这是中国共产党最早创办的卫生学校[①]。1931年11月，中革军委创办中国工农红军军医学校，标志着中国共产党领导下的以规范化院校制培养医务人员的工作正式开始，以培养"政治坚定、技术优良的红色医生"为目标的人民卫生教育事业由此登上历史舞台。

（一）赣东北苏区卫生学校

中国共产党第一所以"卫生学校"命名的医务培训机构是赣东北苏区卫生学校。1930年10月18日，在闽浙赣苏区红军医院（1931年9月初，中共赣东北省委成立后，医院改称赣东北红军总医院）驻地弋阳仙湖村成立赣东北苏区卫生学校，属于红军总医院的附属医务学校，校长邹思孟，政委邵伯平。

学校是在医务培训班的基础上建立起来的。为了提升医疗救护水平，医务培训班主要培训医院的学徒医生和看护人员。1930年10月，依托红军医院的师资力量，创办了卫生学校。方志敏、邵式平出席开学典礼并讲话。方志敏说，红十军取得反"围剿"的重大胜利，红军天天在打仗，根据地在不断扩大，已发展到闽北、浙西和皖南了。为保障红军指战员和根据地广大人民群众的身体健康，为巩固苏维埃政权，就必须发展医疗卫生事业。医疗卫生急需专业人才，所以我们自己动手办卫生学校，自己培养有阶级觉悟、有共产主义理想的医生、护士和战场救护人员[②]。勉励学员学好本领，为巩固苏维埃政权服务。卫生学校开办之初共有240名学员。红军攻克安徽秋浦县城后，动员了县立南门岭高学堂的32名学生加入卫生学校学习。

学校按教学计划和培养目标设置课程，开设了外科、内科、战伤科、解剖学等课程，教员由红军总医院的主治医师担任。外科教员何秀夫、内科教

[①] 马进、钟克亮、肖春明：《中国共产党党史军史之最》，东南大学出版社1992年版，第77页。
[②] 童伟华、万发福、杨子耀：《方志敏与红色卫生事业》，银河出版社2010年版，第66页。

员邓怀民、战伤科教员由医院院长兼学校校长邹思孟亲自担任，政委邵伯平兼任政治课教员。学校实行军事化管理，以适应革命战争的需要。

学校坚持理论联系实际的教学原则，在实践中学，在实践中用。一般是上午随医生临床诊断、治疗，边听边看；下午完成查房后再集中上课。通过一边学习一边实践的教学方法，接受能力强的学员很快掌握了做截肢和腹部等手术。从秋浦招来的一学员，看到一名从前线抬下的红军战士腹部重伤，一节肠子都外露了。当时其他医生都在忙着抢救危重病人，这名学员当即为红军战士剖腹，把打断的肠子缝接复位，手术很成功。这位红军战士经过一段时间的治疗后康复出院，称赞说："一个毛头小子救了我一条命！"①

学员们在极其艰苦的环境中坚持完成了学习任务。1932年春，第一批学员全体毕业，学校举行了毕业典礼。方志敏等领导百忙之中赶来参加，并亲自给优秀毕业生颁奖。张天德在学校毕业考试中获得第一名，方志敏不仅为他颁奖，还鼓励他到最艰苦的火线上去锻炼。张天德进步很快，工作一年时间就被提任为重伤医院院长，后又被任命为红十军卫生部部长。这批学员后来都成为红军中的医疗骨干力量，抢救了成百上千红军指战员的生命，并为发展闽浙赣苏区的卫生健康事业作出了贡献。

（二）中国工农红军军医学校（中国工农红军卫生学校）

中国工农红军军医学校是中革军委创办的一所影响深远的医务学校，被誉为"人民军医的摇篮"。1931年11月底，中国工农红军军医学校在瑞金筹建，贺诚任校长，陈志方任教务主任。随后，中革军委向各军发出军医学校招生的通知，录取条件是政治可靠、身体健康、初具文化知识、年龄为16—25岁的青年红军战士。1932年1月初，各部队送来报考者150多人，经过

---

① 童伟华、万发福、杨子耀：《方志敏与红色卫生事业》，银河出版社2010年版，第67页。

严格审查，留下来的实际应考者只有69人[①]。1月18日，学校组织报考者进行体格检查；19日进行入学考试，上午考政治，下午考医学知识。4天后，发布录取名单。计划录取学员20人，实际仅录取了19人，另从落榜生中挑选了6人作为试读生。这25人成为红军军医学校第1期学员。此时，赣州战役打响，中革军委总军医处奉命随总部迁驻于都，尚未开学的学校率25名学员一起搬迁至于都县城。

軍醫學校招收第三期軍醫學生

軍醫學校在擴大民族革命戰爭中在中央政府緊急動員命令之下加緊教授及學習工作第一期軍醫班已預定在三月內畢業派往各衛生機關充當醫員因此繼續招收第三期軍醫學生額爲六十名定於三月十日在江西與國茶嶺舉行考試凡具有階級覺悟的工農份子絕無反動嫌疑且能以紅軍軍醫爲其終身事業之青年不分性別身體强健粗識文字（能識外國字者更佳）或

图6-2　《红色中华》报道军医学校招收学生

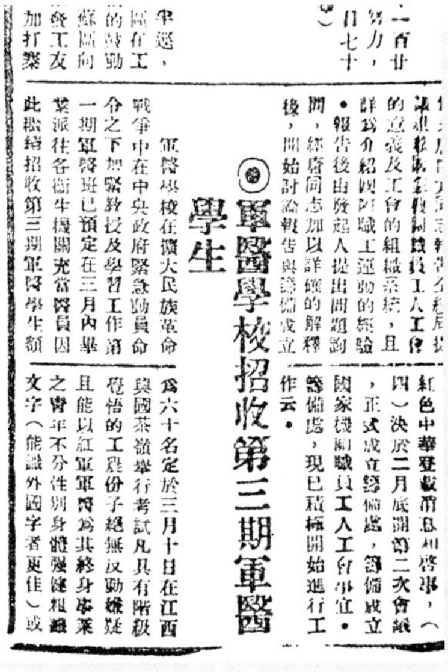

2月20日，学校在于都县城的一座旧教堂（天主教宝血堂）正式开学并举行隆重的开学典礼。中革军委主席朱德、红军总参谋长叶剑英和总政治部主任王稼祥出席。朱德在讲话中指出：“医疗卫生战线是我们进行革命战争的一条重要战线……要有军医学校，培养我们自己的红色军医。同志们是从各军团派来这里学习的，要十分珍惜这个机会。我们的红色军医应该具有坚定的政治立场，对人民、对伤病员要满怀阶级感情，要有艰苦奋斗、舍己救人的工作精神，同时还必须具备科学知识和精湛的医疗技术，这就是中央军委对同志们的要求和希望。”[②] 贺诚校长作建校经过的报告，教务主任陈志方宣读学校教育计划，刘放代表全体学员发言。贺诚根据毛泽东的指示精神，把“培养政治坚定、技术优良的红色医生”作为红军军医学校的办学方针。

---

①《红军军医学校已正式开课》，原载《红星》，1932年2月26日。

② 王冠良、高恩显：《中国人民解放军医学教育史》，军事医学科学出版社2001年版，第9—10页。

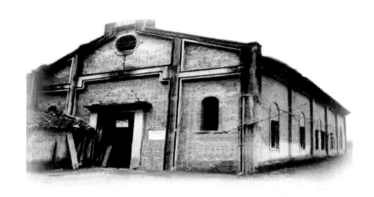

图6-3 中国工农红军军医学校旧址（江西于都县城）

2月21日学校开始授课。每天上医学课6个小时，政治和军事课各1个小时；各科所有讲义，皆由教员搜集材料编辑、装订成册，供学员使用。学校创建之初，环境艰苦，物资困难，人员紧缺，教学经验缺乏，更没有完善的教学设备，也谈不上完整的教学计划。但学校贯彻"少而精"和"重点教育"的原则，围绕部队的常见病、多发病进行教学，重点让学员学会处理战伤（特别是四肢战伤）和多发病，重点给学员讲疟疾（包括感冒）、痢疾（包括拉肚子）、溃疡（烂疤子）以及其他医护常识。教员除教务主任陈志方外，还有彭龙伯和唐义贞，另有1名政治教员。因教员极少，教学任务繁重。

开学后不久，学校奉命参加赣州、漳州、南雄水口等战役的救护工作。1932年8月，学校迁至兴国鼎龙茶岭，彭龙伯接任校长。为了便于学员临床实习，将附近的红军总医院设为学校的附属医院，总医院政委王立中兼任学校政委。

1933年3月，中国工农红军军医学校更名为中国工农红军卫生学校。6月，彭龙伯调任红一方面军卫生部长，校长由陈义厚接任。8月，卫生学校搬迁至瑞金，与同年3月从汀州迁来的中央红色医务学校合并，仍冠名为中国工农红军卫生学校，驻于叶坪朱坊，与洋江下的中央红色医院隔河相望，并毗邻红军总卫生部。

红军卫生学校迁至瑞金后，正值第四次反"围剿"战争以后，中央苏区相对稳定。学校经过茶岭阶段的建设，积累了办学经验，教学人员得到充实。学校组织机构开始健全，陈义厚任校长，黄应农任政委，周越华任政治处主任，设有教务处和校务处，负责管理教学和行政日常事务。陈义厚具有较丰富的教学管理经验，学校步入了新的发展阶段。教员有李治、曾守蓉、李延年、孙仪之、俞翰西等人。课程教学分工是：李治负责解剖学、生理学和细菌学，曾守蓉负责药物学和化学，李延年负责外科学和外科手术学，孙仪之负责内科学、诊断学和病理学，俞翰西负责皮肤花柳病学等。

此时学校学员人数大增，约有 500 人。组成学员大队，医科各期为一大队，约 200 人；其余各班合为二大队，约 300 人。

教学工作有较大的改革，教学计划进一步规范。学制定为 1 年，5 个月基础理论课，5 个月临床理论课，2 个月临床实习。课程设置和内容较前更加完善，课程设置有解剖学、生理学、病理学、药物学、内科学、外科学、皮肤花柳病学、诊断学、妇科学、产科学、眼科学、拉丁文等科目，教材基本实现石印或铅印。教员除讲课外，还要担任辅导工作，必须参加学员的讨论。各种课程按教学计划告一段落后进行考试，各门课程学习完毕后进行总考。政治课主要讲解或介绍列宁的著作、政治经济学常识、《联共〈布〉党史》以及苏区和全国革命形势等。学员们对政治课很感兴趣，能听到许多新的革命道理，或了解到全国各地的斗争形势。陆定一、王稼祥、何叔衡等领导人都到学校作过专题报告。临床科目是在附属医院结合实际病例开展教学，临床实习也在附属医院进行，除观察病例和外科手术外，主要是学习填写病历，进行初步诊断及简单的手术操作。

此时，卫生学校的教学条件得到极大改善。学校建有图书室，藏书 400 余册；还建有解剖室、动物实验室、标本室；建立了模型室、细菌检查室和培养室、化学实验室和瓦斯预防室。

附属医院（红军总医院）连同卫生学校迁往瑞金后，与中央红色医院合并组建成规模更大的红军卫生学校附属医院。合并后的附属医院开设了外科手术室、手术前准备室、消毒室、隔离参观台、X 光室、理疗室等。有病床 300 多张，病房按疾病分类管理。医院设备较为先进，技术和条件属中央苏区最好的医院。

卫生学校贯彻和坚持"加强政治工作"的原则，高度重视学员的思想和军事素质培养，甚至做出学员即使技术再好政治不好也不能毕业的规定。除开设对学员进行革命形势和革命基本问题教育的政治课外，还设有"列宁室"（俱乐部），组织学员进行课余政治活动。学员中建有党、团组织，定期召开生活会、班会，确保培养"政治坚定、技术优良的红色医生"的办学目标得以实现。同时，学校还开设了军事课，进行军事常识教育和军事操练，培养

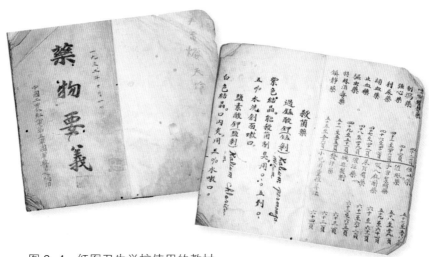

图 6-4　红军卫生学校使用的教材

学员的组织性和纪律性，保证学员在战场上既是一名合格的医务人员，又是一名合格的红军战士。

到长征前夕，红军卫生学校先后开办了医科（军医）班、调剂班、护士班、卫生员班、保健班以及预科班和医科函授班等，共培养了 679 名学员，其中医科班共 5 期 181 名学员、调剂班共 4 期 75 名学员、保健班共 3 期 123 名学员、看护班共 7 期约 300 名学员。学员毕业后，均参加部队卫生所或医院工作，成为红军部队医疗卫生工作的重要力量，其中大部分学员在革命战争中光荣牺牲。

1934 年 10 月，学校奉命随中央红军主力长征，开始踏上更为艰难的办学历程。红军卫生学校是唯一以学校名义走完红军二万五千里长征全程，并在长征中坚持办学的院校。1940 年 9 月，学校更名为中国医科大学，该校名一直沿用至今。

【阅读拓展】

卫生学员的"去困灵"与"止睡凳"

韦荣是红军卫生学校第一期唯一的女学员，当时只有十六岁，在红七军医院当护士。她聪明活泼，还很要强。可是有一点——觉多，晚上往往学不上多大工夫，就在桌上就呼呼地睡着了。

有一天，她一本正经地向班里的同志们请教治瞌睡的办法。副班长范同麟拿出个子弹壳对小韦说："这药是'去困灵'，困的时候一闻，包管灵验。"小韦接过弹壳就闻，不想里边装的却是胡椒粉，呛得她又打喷嚏又流眼泪。小韦却一点儿也不生气，笑着说："好，管事，管事。"从此，晚上教室中常常听到小韦打喷嚏、咳嗽的声音。

副班长的"祖传秘方"灵验了没半个月，就失效了。接连两个晚上，小韦还没顾上闻"去困灵"，就趴在桌上睡着了。由于她功课没有温习好，病理测验时，名次落到了最后。谁想，当天晚上，小韦不知从哪儿搬来个凳子，坐在教室最后排一张课桌旁，一边啃着锅巴一边看书。夜已经很深了，猛听扑通一声响，原来是小韦摔倒了，前额鼓起了个大包，还渗出一点血来。可她竟"咯咯"笑起来，指着凳子对副班长说："我的'止睡凳'成功了，比你那个'去困灵'强一百倍。"大家朝地上一看，原来她坐的是个用一块木板和一根木棍钉起来的独腿凳。

小韦的"止睡凳"真的成功了，后来每天晚上她几乎都是最后一个离开教室，最终换来了结业考试的优异成绩。

可惜的是，这个意志顽强的女军医，因为红军主力长征后，留在中央苏区照顾一批伤员，不幸被捕，英勇地献出了自己年轻的生命[1]。

中国工农红军卫生学校是中央苏区时期一所重要的医务学校，是中国共产党领导开展医学教育的一面旗帜，培养的大批医务人员服务于苏区的各个战场，为中国革命事业建立了不朽功勋。红军卫生学校不仅是人民军队医务学校的摇篮，而且为后来我国医学院校的建设和医学教育的开展树立了典范，其在实践中锻造的艰苦奋斗、开拓创新的办学精神成为新中国医学院校建设与发展的宝贵精神财富。

---

[1] 赣南医学院苏区卫生研究中心：《中央苏区医学教育资料汇编》，解放军出版社2015年版，第228—229页。

（三）中央红色看护学校（中央红色医务学校）

中央苏区另一所医务学校是中华苏维埃共和国临时中央政府开办的中央红色看护学校。1932年1月13日，《红色中华》报道了"看护学校将开学"的消息："临时中央政府内务人民委员会，为诊治灾区群众的疾病与指导群众卫生工作等，决办一看护学校，于二月一日于汀州开学，时期两个月，闻主要学习课目，为普通内外科的诊断和治疗及绷带、救急、看护常识与卫生常识等，学生名额共六十名，江西闽西各三十名。学生资格为：一、愿为社会服务，工作积极的；二、身体强健，没有暗病或恶劣传染病的；三、思想活泼性情不粗躁，能识文字的（如各条都好，不识字的也要）；四、年龄在十七岁以上廿四岁以下；五、男女生不限定，闻具有以上资格，该校即可录取云。"1932年2月1日，该校正式开学，校长为傅连暲，校址设于汀州城内的万寿宫（江西会馆）内。教员都是福音医院的医生，有陈炳辉、肖志高、胡境堂等人，另从红三十三军调来3名残疾干部，1人担任政委，2人担任政治指导员兼日常事务管理工作。

由于学员文化水平很低，每天除业务学习外，还特地聘请当地一名教师教授文化课。讲课时，教员念一句，学员跟着念一句，念了以后，还是不懂，一头雾水。一天，毛泽东来学校看望学员，校长傅连暲汇报了学校的教学情况，感觉到在短期内培养好这些学员难度很大，毛泽东指示："挑部队最常见的病来教，挑部队最常用的药来学；讲不懂，就做给他们看。"[①]傅连暲重新调整教学方案，确定每天上2次课，临床实习2次。讲课中遇到疑难问题，通过实际操作来讲解和说明，如讲注射方法，就拿注射器在课堂上当面注射，学员们很快就学会了。

---

① 赣南医学院苏区卫生研究中心：《中央苏区医学教育资料汇编》，解放军出版社2015年版，第269页。

1932 年 4 月，龙岩、漳州战役打响后，红色看护学校第一批学员便匆忙毕业奔赴前线，参与救护工作。漳州战役胜利后，毛泽东对傅连暲说："现在环境更加稳定了，我们应该训练自己的军医，光会涂碘酒是不行的。"①不久，傅连暲将中央红色看护学校改名为中央红色医务学校，由训练看护人员转为着重培养军医人才。学员主要是红色看护学校毕业生中成绩较好的学生，同时新招收有一定文化程度的学生，一共 20 名。这是中央红色医务学校的第一批学员，学制为 1 年。教学内容主要有外科学、内科学、急救学、处方学、药物学和绷带学等课程。

1933 年初，国民党军队进攻闽西地区，福音医院和中央红色医务学校处于不安全状态，中华苏维埃共和国临时中央政府决定把福音医院连同学校搬迁到瑞金。3 月间，该校随同福音医院从汀州迁往瑞金洋江下，福音医院正式改名为中央红色医院。8 月，中央红色医务学校与红军卫生学校合并，中央红色医院也并入红军卫生学校附属医院。合并时，中央红色医务学校第 1 期学员尚未毕业，经过学科考试，学员以成绩高低，分别插班进入卫生学校医科第 3、4 期或预科班中就读。

三、苏区时期医务学校的历史地位

苏区时期的医务学校，经历了从无到有，从不完善到逐步完善的过程。在这一过程中，党和苏维埃政府始终高度关注学校的发展。"苏维埃政府是工农自己的政府，他要注意解决工农群众一切切身的痛苦问题，污秽和疾病就是他们要解决的一个大问题。"②毛泽东、朱德等领导人关心苏区群众的生命

① 赣南医学院苏区卫生研究中心：《中央苏区医学教育资料汇编》，解放军出版社 2015 年版，第 269 页。
② 赣南医学院苏区卫生研究中心：《中央苏区卫生工作史料汇编》，解放军出版社 2012 年版，第 227 页。

健康与安全，关心学校的教育教学情况，先后发出"我们应该训练自己的军医""要有军医学校，培养我们自己的红色军医""挑部队中最常见的病来教，挑部队中最常用的药来学""学制不宜过长"等指示，为苏区医务学校的办学指明了方向。贺诚、傅连暲等遵照毛泽东的指示，结合当时客观条件，因地制宜，在实践中逐渐形成了医务教育的鲜明特点。在短短数年时间里，竭尽全力发展卫生教育事业，促进民众移风易俗，革陋除弊，培养了一大批"政治坚定、技术优良"的医务人才，形成了独具特色的医学教育新模式，开创了人民医学教育事业之先河。

（一）为革命输送了大批合格医务卫生人员

红军卫生学校克服艰难险阻，坚持在革命的大背景下办学，为中国革命输送了一批又一批包括医生、看护员、卫生员、司药员在内的卫生技术人才，承担了卫生员、卫生行政干部等大量临时性培训任务。据统计，从1931年11月红军卫生学校创办到1934年10月中央红军长征，红军卫生学校共培养了679名学员。这些学员毕业后分配到各部队医院，基本上按编制补充了前后方卫生医疗机关的医生、司药，也基本满足了革命战争救死扶伤和苏区防病治病的需求。

（二）为新中国卫生健康事业发展储备了骨干力量

红军卫生学校培养的毕业生不仅是中央苏区卫生工作的技术骨干，除大部分为革命献出宝贵生命的学员外，幸存者中的大多数人还成为新中国医疗卫生事业发展的骨干力量。这批人员不仅在战时超强的救治任务中锻造了过硬的医疗本领，而且与中国革命事业共成长，对党、对军队、对人民怀有深厚的感情，政治立场坚定。新中国成立后，他们发扬艰苦奋斗的革命精神，依然在各自工作岗位上兢兢业业，担负起医疗卫生系统的领导和管理职责，以极大的热情致力于新中国医疗卫生事业的发展。如张汝光、游胜华、刘放、涂通今、牛步云、吴行敏、王子健等人，均为新中国卫生健康事业的发展作出了重要贡献。其中有"长征中走出来的医学博士"之称的涂通今，于1932年参加中国工农红军，同年10月考入红军卫生学校第二期。参加了长征和抗日战争，解放战争期间担任松江军区卫生部部长，接管了哈尔滨伪满军医大学，改编为东北军医大学并兼任校长。1949年担任中南军区后勤部卫生部副部长，组建华中医学院并兼任院长、党委书记。1951年留学苏联，获医学副博士。1956年学成回国，历任第四军医大学副校长、校长，总后勤部卫生部副部长，军事医学科学院院长等职。在第四军医大学任职期间组建了脑神经外科，开创了我国神经外科的新局面，翻译、编写《急症神经外科学》等神经外科学专著10余部。1995年11月5日，在中华医学会成立80周年纪念大会上被授予"对医学科学及学会发展建设有突出贡献的专家"的荣誉称号。

（三）为我国现代医学教育提供了重要参考

红军卫生学校办学条件十分艰苦。教员人数不足，白天上课和抢救伤病员，晚上还要负责辅导学员和编印教材；学员文化水平低，睡的是稻草铺，吃的是粗糙米，还要担粮砍柴，修建校舍；几乎没有教学设备，旧祠堂当教室，门板当黑板。为了使学员在短期内掌握医疗卫生技术，学校选择最实用、最常用的内容来教，并灵活采用教学方法，大力提倡实物教学和形象教学相结合、课堂教学与临床观摩相结合、课堂讲解与课堂示范相结合的教学方式。教学过程中，教员们不辞辛苦，学员们乐此不疲，充满高度的学习热情和革命乐观主义精神，互帮互学，教学相长。在办学过程中所凝练出来的艰苦奋斗、开拓创新的办学精神，以及在革命斗争中形成的"培养政治坚定、技术优良的红色医生""自力更生，艰苦奋斗""教学一致，学用一致"等办学方针，依然是当今我国医学教育乃至现代高等教育必须传承和弘扬的宝贵精神财富。

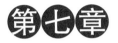

第七章

培育锻造红医精神

　　伟大事业孕育伟大精神，伟大实践锻造伟大精神。苏区时期，中国共产党领导军民特别是广大医务工作者，在创建苏区卫生健康事业的艰辛过程中，孕育并形成了以"政治坚定、忠诚执着，生命至上、救死扶伤，艰苦奋斗、无私奉献，技术优良、敢于创新"为鲜明特质的红医精神。它是苏区军民特别是广大医务工作者政治信仰、工作态度、职业操守与专业水平的集中体现，是伟大建党精神、井冈山精神和苏区精神的重要组成部分，为今天人民卫生健康事业发展注入了灵魂。进入新时代，红医精神仍然是党领导人民发展卫生健康事业的重要精神力量。

一、政治坚定、忠诚执着

政治坚定、忠诚执着是马克思主义政党的灵魂所在，是中国共产党特有的政治禀赋，同时也是苏区广大医务工作者的毅力与信仰。马克思在共产主义者同盟成立时就明确提出了入盟的基本条件："具有宣传的能力和热情、坚定不移的信念、革命的毅力。"[①]中国共产党自成立以来，始终坚守、忠诚执着马克思主义信仰，并坚定地将实现共产主义确立为自己的政治理想与奋斗目标。历览党章或党纲可知，党的信念高高飘扬在党的旗帜上，党的理想深深扎根在党的事业中。邓小平指出："为什么我们过去能在非常困难的情况下奋斗出来，战胜千难万险使革命胜利呢？就是因为我们有理想，有马克思主义信念，有共产主义信念。"[②]坚定的政治理想，明确的政治方向以及由此产生的忠诚执着的革命信念，是党凝心聚力、战胜艰难险阻，不断夺取革命、建设和改革事业胜利的精神支柱。

在艰苦的苏区斗争实践中诞生的红医精神，是党领导广大苏区军民实施战场救护、开展卫生防疫工作的生动展示。红医精神深刻体现着苏区军民，特别是广大医务工作者坚守如初的政治理想，忠诚执着的革命信念。如果说革命战争孕育了以"政治坚定、忠诚执着"为灵魂的红医精神，那么中国共产党则精心培育了以"政治坚定、忠诚执着"为灵魂的红医精神。

---

① 《马克思恩格斯全集》(第 7 卷)，人民出版社 1964 年版，第 626 页。
② 《邓小平文选》(第三卷)，人民出版社 1993 年版，第 110 页。

革命战争年代，中国共产党、苏维埃政府与红军部队不仅关注广大医务工作者业务素质的提升，更关心他们政治素养的提高。通过狠抓思想政治建设，强化马克思主义理论学习，帮助医务工作者树立正确的革命观、良好的职业操守与坚定的政治方向。毛泽东强调，"对医务工作者加强政治思想工作和职业道德教育，是卫生医疗战线上的重要课题，要使全体医护人员懂得根据地的卫生工作是为完成政治任务服务的"[①]。当年，苏区广大医务工作者之所以能够坚定不移地跟党走、听党话，执着践行医者仁心，并经受了革命风雨的考验，开创苏区医疗卫生事业新局面，与苏区开展的思想政治教育是分不开的。

党与苏维埃政府在注重医务工作者政治素质的涵养与政治修养历练的同时，也注重培养其忠诚执着的敬业精神。苏区医务工作者敬业精神的培养有赖于各级组织的倾心关怀。贺诚在《继承和发扬革命传统》一文中回顾红军卫生学校的学习生活及办学特色时指出，其中一项最重要的，就是培养"政治坚定，技术优良的红色医生"。当年卫生学校在招生与毕业中有两条不能逾越的铁规：新学员必须"思想正确，政治坚定……志愿终身于医学"。对政治学习欠佳、无心执着医学者即使医术再好也不能毕业。因此，对学员的"政治测验"与"志愿医学"就成为一项重要考核内容。各单位在选送学生时"务必从政治上切实审查，负绝对介绍之责，各学生来时并须填写介绍书"[②]。

---

① 孙隆椿：《毛泽东卫生思想研究论丛》，人民出版社1998年版，第210页。
② 赣南医学院苏区卫生研究中心：《中央苏区医学教育资料汇编》，解放军出版社2015年版，第114页。

【阅读拓展】

曾志：矢志不渝的医院党总支书记

曾志（1911—1998），原名曾昭学，湖南省宜章县人。杰出的无产阶级革命家，中国共产党组织战线杰出的领导者，原中共中央顾问委员会委员，原中共中央组织部副部长。

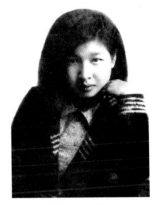

图 7-1　曾志

1924年秋，曾昭学考入衡阳省立第三女子师范学校。在校积极参加反对旧礼教、反对男女不平等、反对官僚军阀等活动。1926年8月，曾昭学考入衡阳农民运动讲习所，报名时改名"曾志"。同学问："为什么要改名？"她回答说："我就是要为我们女性争志气！"同年10月加入中国共产党。

1928年4月，曾志随朱德、陈毅率领的南昌起义部队和湘南农军来到井冈山，参加井冈山革命斗争。11月任小井红光医院党总支书记。她到医院不久，就筹备着过新年，为了让伤员们减轻痛苦、高高兴兴地过好年，医院组织了演戏、唱山歌等娱乐活动。看见伤员们个个露出了笑容，曾志心里十分开心。

曾志是一名矢志不渝的女战士，参加革命70多年，一生经历过苏区、游击区、白区、国统区、解放区等各种复杂环境，多次与死神擦肩而过。她说："我之所以幸存下来，不是'福大命大'，而是靠马克思主义真理和毛泽东思想的教导，靠对共产主义事业的坚定信仰，靠刚强的意志和对党对人民的无限忠诚以及紧密依靠人民群众。"

党和苏维埃政府高度重视医务工作者的政治素质与对医学事业执着忠诚的考察考核是有其深刻原因的。在艰苦的斗争环境中，医务工作者在救死扶伤时，特别是野战医院的医务工作者必然会接触到各级别的红军指战员，间接或直接了解到部队的军事部署和作战机密。同时在行医治病过程中，也不可避免地接触到苏区各级党政领导干部，这就要求医务工作者不但要有精湛的医术，还要具备高度的政治责任和敬业精神，这是其一。其二，出身于贫苦家庭的工农子弟对党与红军有着朴素的阶级感情，政治上坚定跟党走，勇于奉献，不怕牺牲。然而，伤员救护是一项异常辛苦的工作，特别是在医务人员奇缺的情况下，必然要面对大量痛苦不堪的伤病员，几个医护人员往往要担负起成百上千伤病员的医疗护理工作，救治任务十分繁重。"每日不但得不到一顿热饭，甚至连四个钟头的睡眠也保证不了。"[①] 这就需要医务人员具备顽强的革命意志，崇高的职业道德，良好的政治素养与执着的敬业精神。因此，中央苏区各种医务学校在招生时，特别强调学员的阶级成分、政治态度和"志愿"程度，以确保学员政治上的坚定性、事业上的责任心。

革命战争的惨烈和残酷，迫切需要千千万万的医务工作者，因此苏区打开大门，欢迎哪怕是出身地主、富农，甚至反革命家庭的医务人员加入红军，

[①] 中国人民解放军历史资料丛书：《后勤工作·史料回忆（1）》，解放军出版社1994年版，第524页。

帮助红军医治伤员，投身到苏区人民卫生健康事业中来。革命不分早晚，出身不看家庭，只要是真正支持革命、帮助红军，志愿献身苏区医疗卫生事业，苏区军民不仅给予最热烈的欢迎，同时也给予优厚的生活待遇。

从苏区医务工作者的来源构成可知，一部分由苏区培养，一部分为地方"土郎中"，一部分由上级派来，还有一部分是战争中虏获的敌军医生；也有少部分是弃暗投明、主动投诚的敌军医生，如陈义厚等。苏区特别注重对虏获、投诚医生的政治教育与思想改造。通过教育改造，促使他们在政治信仰上脱胎换骨，这也是苏区缓解医务人员紧缺的一项得力举措。无论是井冈山斗争时期，还是中央苏区时期，思想政治教育主要体现在三个方面：一是，贯彻苏区医疗卫生工作要为无产阶级政治服务。明确医疗卫生工作的根本方向—— 一切为了伤病员，一切为了军民健康。二是，正确处理医患关系。医生必须具有革命同情心，注重工作态度，体现救死扶伤职业操守，培养医务人员和伤病员之间的革命同志关系。三是，倡导民主平等，提高医务人员的政治地位，信任和保护医务人员。通过政治教育，医务人员中除俞翰西、陈义厚等大部分为革命捐躯外，幸存者都成为国家医学卫生事业的栋梁，孙仪之、李治等后来还成为党的高级领导干部。

【阅读拓展】

李治：红军医界"大金刚"

李治（1899—1989），出生于江西省永新县泮中乡小木商家庭。1929年毕业于上海南洋医科大学。后在南昌开设私人诊所。1930年被逼从军，任国民党军张辉瓒部上尉军医。在第一次反"围剿"战争中被俘，经教育后参加红军并任红军第四医院军医。

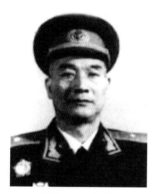

图 7-2　李治

李治医术精湛，救治率极高，深受大家的信任。工作期间，他看到医院医护人员缺乏，有些医护人员医疗、护理水平亟待提高，就利用夜晚时间编写医疗、护理教材，开办培训班，培训医疗护理人员。在反"围剿"斗争中，李治在设备简陋、药品奇缺的情况下，想方设法组织全院医护人员克服各种困难，救治了一大批红军伤病员。1931年4月任红军第四医院医务主任，同年8月加入中国共产党，先后担任红军第一医院医务主任、院长等职。他与傅连暲、戴济民和陈义厚被尊称为中央苏区医界"四大金刚"。

长征期间，李治调任干部休养所医务主任，负责两个干休连与中央领导人家属、女红军的医疗保健工作。长征途中，干部连中有几位女同志在战火中分娩，都是李治在危急艰难的情况下为她们接生的。周恩来在过草地前突患重病，连续高烧，处于昏迷状态。经李治仔细检查，确诊为阿米巴痢病菌引起的肝脓肿。在李治的精心治疗下，周恩来奇迹般地痊愈了。周恩来说，是李治医生救了他，并称赞李治医术好，胆大心细。李治的医名传遍全军上下，人称他为"大金刚"。

到达陕北后，李治由于过度劳累和营养极度缺乏，身体十分虚弱而病倒了。毛泽东知道后，立即派出优秀医生给他治疗，又委托贺子珍带着一篮子鸡蛋去看望他，并捎去一张纸条："李治同志不能死！毛泽东。"李治看着这蕴含深情的纸条，泪水沁出眼眶。抗战时期，李治担任陕甘宁边区卫生署署长并兼边区卫生学校校长。他既给中央首长等领导看病，也始终坚持给普通百姓看病。

新中国成立后，李治担任中国人民解放军军事学院卫生部部长、高等军事学院院务部副部长，并被聘请为中国医科大学名誉教授。1955 年，李治被授予少将军衔。1988 年，被授予一级红星功勋荣誉章。1989 年 9 月，病逝于北京①。

正是党、苏维埃政府对医务工作者实施政治上的关爱与帮助，使得苏区广大医务工作者的政治素质有了极大的提升。政治坚定，忠诚执着，努力工作成为苏区广大医务工作者的职业风尚与行为习惯，坚决执行党的指示，坚定不移地跟党走，坚信党的事业必胜信念，成为红医精神的灵魂。即使在遭受错误处分的情况下，苏区医务工作者也能做到政治坚定。如担任中央卫生材料厂厂长的唐义贞，被王明集团开除党籍，撤销职务。但她仍然拖着怀孕的身子，坚持投入到抢救红军伤病员的工作中去，并表示只要生命尚存，就要奋斗不止。党籍没了，但红心向党。1935 年 1 月，她不幸被捕，逃脱后再次被捕，因吞下党的机密文件，遭受严刑拷打，只字未吐，最终被敌人残忍

---

① 尹纬斌:《红军名医李治将军纪事》，载《党史文汇》，2002 年第 6 期。

剖腹杀害，牺牲时年仅 25 岁 [1]。

二、生命至上、救死扶伤

全民族抗日战争时期，毛泽东为中国医科大学第十四期毕业生题词"救死扶伤，实行革命的人道主义"；为中央医院题词"治病救人"。新中国成立后，毛泽东要求医疗卫生工作"要管的是五亿多人口的生、老、病、死"，并将其视为"一件大事业" [2]。2020 年 9 月 8 日，在全国抗击新冠肺炎疫情表彰大会上，习近平总书记指出："生命至上，集中体现了中国人民深厚的仁爱传统和中国共产党人以人民为中心的价值追求。" [3] 党和国家领导人的重要论述充分说明，五千多年的中华优秀传统文化孕育了"生命至上、救死扶伤"的价值理念，滋养了中国共产党的政党文化。同时，涵养了以"生命至上、救死扶伤"为核心的红医精神。

中华优秀传统文化极其关注仁爱善举。孔孟仁学思想的本质内涵、核心思想和精神追求体现为"爱"，即对人的爱以及对生命的珍重。《论语·颜渊》记载，孔子的弟子樊迟曾问道："何为仁？"孔子曰："爱人。"《论语·乡党》中有这样一个故事：有一次，孔子家的马厩不慎失火。孔子得知情况后，急迫地问"伤人乎"。在孔子看来，人的生命是最重要的。即使是养马的仆人，其生命也是珍贵的。体现了仁学思想中生命至上的核心内涵。孔子仁学思想的继承者——孟子，在《孟子·离娄下》中提出了"仁者爱人"。如何做到

---

① 刘孝杰、曾新华、钟吟：《试论红医精神的时代价值》，《赣南医学院学报》，2019 年第 12 期。
② 朱京海、赵群：《红色卫生文化概论》，高等教育出版社 2020 年版，第 7 页。
③ 习近平：《在全国抗击新冠肺炎疫情表彰大会上的讲话》，《健康中国观察》，2020 年第 11 期。

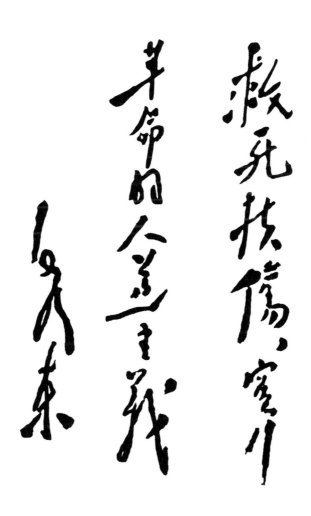

图 7-3 毛泽东给中国医科大学第十四期毕业生的题词

"仁爱"？就是以爱亲人为起点，通过孝敬父母、尊重兄长、关心弟妹，然后由己及人，推演至爱他人、爱世界、爱自然。孟子说："老吾老以及人之老，幼吾幼以及人之幼。"要求"亲亲而仁民，仁民而爱物"。孔孟仁爱思想堪称中华优秀传统文化之瑰宝，对后世推崇生命至上、救死扶伤之理念具有重要的价值引领作用，而且在医学界得到广泛传颂，成为古今中外从事医学研究、救治生命的基本价值准则。

作为救死扶伤、关爱生命，深刻践行"生命至上"理念的医务工作者，其仁爱之心、之举体现在以仁德为前提，以诚德为基础，以善行为核心。以仁德为前提是从事医术研学、行医之人的品德修养、灵魂底蕴。无论医者出于何种目的行医，仁德都是必不可少的职业品质，是一位合格医者应有的道德底线；以诚德为基础就是要求医者以真诚之心，同情怜悯患者之不幸，做到对生命大爱无垠、对他人怀同情之心；以善行为核心，即用实际行动践行仁爱，身体力行仁爱善举，真正体现"医乃仁术"之说。

苏区时期，广大医务工作者乃至普通民众，积极响应党与苏维埃政府的号召，力行"一切为了伤病员""一切为了军民健康"的理念，始终坚守生命至上、救死扶伤的价值追求与人文关怀。默默地医治病人、抢救伤员、消除疫患，充分彰显了仁爱善举之心，生命至上之义。

据文司勋、黄岚在回忆录《井冈山红军医院》中记载，井冈山革命根据地经常遭受湘赣两省军阀的"进剿""会剿"。敌人实施层层封锁，根据地军需民用物资运不进来，导致医疗药品非常缺乏。就是在这样困难的情况下，党和医务人员对伤病员的照顾仍然是无微不至。从山下打土豪分来的粮食，总是优先供应医院。冬天战士们缺少棉衣，就烤火取暖。宁愿两个人共用一床棉被御寒，也要把衣服和毯子送给伤病员。在医院，轻伤员把棉被让给重伤病员，并且经常帮助医务人员打水、端饭，抢着干零活。医务人员为伤病员服务更是知冷知热，体贴入微，常常把自己的衣被让给伤病员。这些言行举止正是中华优秀传统文化价值理念"仁爱"之心、之行的真实展示。

中央苏区时期，党与苏维埃政府更加注重"生命至上、救死扶伤"的理念，从机构设置、人员配置、宣传动员及政策制度等方面实施了系列措施，确保这一理念落到实处。1931年春，成立了中革军委总军医处。1932年改为中革军委总卫生部，下设医务科、卫生科、材料科与事务科，开始了军队卫生机构的统一编制。到1933年春夏之间，红军医疗卫生管理体制基本建立。经过第二、三、四次反"围剿"战争，红军建立起比较完善的战场伤员救护及后勤体系。为解决红军医院急需大批训练有素的医务人员，在贺诚的主持下，苏维埃政府于1931年11月在瑞金建立了第一所红军军医学校。1932年初，江西富田和闽西地区发生传染病，中华苏维埃共和国临时中央政府人民委员会立即决定开展全苏区卫生防疫运动，并号召苏区军民开展群众性的卫生防疫运动，为此还颁布了《苏维埃区域暂行防疫条例》，这是苏区开展卫生运动的首部法令。1933年6月，中革军委颁布《工农红军暂行编制表》，对部队各级卫生机构进行了整编，统一了卫生机构的设置、名称、职责范围和隶属关系。第五次反"围剿"战争开始后，红军医院有了快速发展。到长征前夕，中央苏区建立了10所后方医院、10所预备医院、6所兵站医院、2所残废院和1所疗养院。医院设备条件和技术质量也有了较大的提高。各红军医院积极贯彻"一切为了伤病员""一切为了革命战争的胜利"的要求，不断加强医院和伤病员的管理，确保伤病员早日康复与归队①。

苏区医务人员力行做好卫生防疫、实施战场救护、践行"生命至上"，以此铸就的红医精神在长征途中、抗日战场和解放战争中不断彰显它的革命价值。

今天，以"生命至上、救死扶伤"为核心的红医精神得到了进一步发扬光大。2020年春季突如其来的新冠肺炎疫情席卷中国大地。中国共产党秉承"以人民为中心"的理念，领导全国人民展开了顽强抗击疫情的伟大斗争，生动展现了"生命至上、救死扶伤"的价值追求。

三、艰苦奋斗、无私奉献

中华民族是一个崇尚吃苦耐劳、讲究节俭的民族。毛泽东在《中国革命和中国共产党》一文中指出："中华民族不但以刻苦耐劳著称于世，同时又是酷爱自由、富于革命传统的民族。"②历览前贤与名士，成功无不来自艰苦奋斗。尚武者莫如勾践，卧薪尝胆，不谓不艰；为学者莫如苏秦，悬梁刺股，不谓不苦。艰苦奋斗的优良品德哺育了一代代中国共产党人。

中国共产党是中华民族最优秀者的代表，赓续了五千多年中华民族的优良品德。一百年来，中国共产党争取民族独立、国家解放与人民幸福的历史，就是一部艰苦奋斗的创业史。井冈山时期与中央苏区时期，党与红军经历了二次"进剿"、三次"会剿"、五次"围剿"。斗争之残酷，生活之

---

① 刘善玖：《再论中央苏区医疗卫生事业的发展概况》，《赣南医学院学报》，2011年第5期。
②《毛泽东选集》（第二卷），人民出版社1991年版，第623页。

艰辛，环境之险恶，实属罕见。当年，为保存这块用鲜血与生命开创的红色家园，包括广大医务人员在内的红军将士和革命群众共数十万人倒在了江西这片红土地上，他们用血肉之躯诠释了红医精神的真谛——艰苦奋斗、无私奉献。

1936 年底，毛泽东在《中国革命战争的战略问题》一文中指出："中国共产党以自己艰苦奋斗的经历，以几十万英勇党员和几万英勇干部的流血牺牲，在全民族几万万人中间起了伟大的教育作用。"[1]1939 年 5 月，在《国民精神总动员的政治方向》一文中，毛泽东自豪地说："我们民族历来有一种艰苦奋斗的作风，我们要把它发扬起来。"[2]秉承艰苦奋斗的优良传统，中国共产党领导中国人民经过十四年的艰苦抗战，最后战胜了日本帝国主义。1949 年 3 月，党中央在河北省平山县西柏坡召开七届二中全会，毛泽东提出了"两个务必"的论断。告诫全党同志，务必始终保持共产党人的政治本色。经过三年解放战争，打败了蒋家王朝，解放了全中国。由此可见，艰苦奋斗不仅是党在长期革命斗争实践中培育的优良作风，更是中国共产党的精神特质。

在战火中诞生的苏区医疗卫生事业，经历了从无到有、从小到大的艰辛过程。苏区医疗卫生事业开创初期，基础薄弱，条件艰苦，环境恶劣，特别是国民党的军事"围剿"和经济封锁，导致苏区缺医少药，举步维艰。在《井冈山的斗争》中，毛泽东特别指出，"作战一次，就有一批伤兵。由于营养不足、受冻和其他原因，官兵病的很多。医院设在山上，用中西两

---

① 《毛泽东选集》(第一卷)，人民出版社 1991 年版，第 184—185 页。
② 毛泽东：《国民精神总动员的政治方向》，《新中华报》，1939 年 5 月 10 日。

法治疗，医生药品均缺。现在医院中共有八百多人。""因为敌人的严密封锁和我们对小资产阶级的处理失当这两个原因……永新、宁冈两县没有盐吃，布匹、药材完全断绝，其他更不必说。现在盐已有卖，但极贵。布匹、药材仍然没有。"[①] 如何解决这一棘手问题？一方面，地下党组织通过秘密交通线，想方设法从敌占区、国统区输入苏区紧缺的药品与医用器材；另一方面，英勇的红军将士在打仗过程中，从敌人那里缴获。但这些还远远不够，苏区医疗药品器材的缓解更得益于广大红色医务人员自力更生、艰苦奋斗的自研自制。

苏区时期，残酷而动荡的战争环境使得可以利用的医疗资源极为稀缺，医务工作者往往需要自制挂图、标本模型等教具、教材，这些艰苦的工作与生活环境磨炼了红色医疗队伍的革命意志与艰苦奋斗的品德作风。当年，红军卫生学校的建设者陈志方回忆道："红军初创时期，几乎没有什么医疗条件。环境是很艰苦的。面对各种困难，领导、教员、学员都以革命乐观主义精神来对待，一齐动脑动手，与困难作斗争。教员自编教义。学员刻钢版，搞印刷，解决教材问题。还利用课余时间种菜、养猪、养鸡，改善生活状况。条件很差，大家学得很刻苦，白天上课，晚上在油灯下讨论，互帮互学。红军卫生学校就是在这种艰苦的革命战争环境中创办起来的。"[②]1941年7月，在红军卫生学校建校十周年展览会上，朱德总司令为学校题词——埋头苦干。

在艰苦卓绝的苏区斗争中，广大医务工作者不仅锤炼了艰苦奋斗的优

[①]《毛泽东选集》(第一卷)，人民出版社1991年版，第65页、第70—71页。
[②] 中国人民解放军总后勤部政治部宣传部：《革命卫生工作回忆录》，人民卫生出版社1978年版，第39页。

良作风，同时始终恪守无私奉献的优良品德，由此共同凝炼为红医精神的根本。

从井冈山时期到中央苏区时期，食盐不仅仅是人们日常生活的必需品，还是用于伤病员消炎的重要医药物资。为了获得食盐，包括医务工作者在内的广大军民，艰苦奋斗、无私奉献，作出了巨大的牺牲，涌现出许多可歌可泣的英雄人物和动人事迹。时任宁冈县茅坪乡工农兵政府妇女主任聂槐妆将盐水浸在夹衣里，晾干后在外面罩上蓝布扣衫，挎上竹篮佯装走亲戚，闯过敌人的道道关卡，将盐衣送给了红军，并一连送了四次，解决了伤病员的危难。第五次送盐时被敌人发现了，聂槐妆坚贞不屈，被敌人杀害时年仅 20 岁。红军将领张子清更是舍命献盐。

【阅读拓展】

张子清：舍命献盐的红军师长

在井冈山革命博物馆里，有四张泛黄的连环画，讲的是"师长献盐"的感人故事，故事的主人公张子清，是中国工农革命军第四军十一师师长，在部队里英勇善战，平易近人，深受战士们的敬佩和喜爱。

1928 年 4 月，张子清在战斗中，一颗子弹击中了他的左脚踝。在缺乏足够医疗物资的情况下，他先后动了 3 次大手术，伤口感染越来越严重，每次清理伤口都会让张子清痛得满头大汗。来看望他的战士们急在心里，便将分配给自己的一小包食盐留给了张子清。当时，根据地内各种物资都十分匮乏，食盐就更为紧缺。一块银圆可以买到一担谷子，却只能买到四两食盐，还经常买不到。红军用的

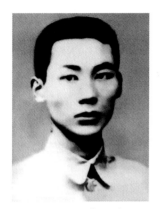

图 7-4 张子清

药品非常缺乏，食盐成了红军战士们擦洗伤口的宝贵药品。张子清舍不得用，藏在了枕头底下，每当伤口疼痛的时候，他也只是拿出来摸一摸。

后来，随着战斗愈发激烈，红军伤员骤然增加。由于药品和食盐的缺乏，很多人的伤口得不到有效控制而恶化，医生和护士都非常焦急。张子清把医生叫到自己的跟前说，把这点食盐拿去给战士们清洗伤口吧。我的伤不要紧，大不了截去一条腿，变成残废还能为革命工作。

看到张子清十分坚持，医护人员只好流着眼泪将张子清珍藏的这一小包食盐化成了盐水，为重伤员们擦洗伤口。经过治疗，他们最终恢复过来，但张子清却因伤势严重，伤口反复感染，于 1930 年 5 月在永新牺牲，年仅 28 岁。

四、技术优良、敢于创新

医学是一门科学，有它自身的客观规律。在苏区，从事医务工作不仅要政治素质高，还要技术精湛。毛泽东提出苏区医务人员必须具备"政治坚定"与"技术优良"两个方面的要求[①]。1932年2月，在红军军医学校开学典礼上，朱德勉励学员们"要学好本领，为红军服务"，要求每位"红色医生……必须具备科学知识和精湛的医疗技术"[②]。解除病人痛苦，消除苏区疫情，根本上还是要靠扎实的专业知识，精湛的医学技能，过硬的行医本领。专业水平是医务工作者实施战场救护、开展治病防疫的基本条件与必备素质，也是红医精神的基本内涵。

苏区时期，医务人员十分缺乏，特别是拥有一定经验的医务人员，更是难以寻觅。为培养能够胜任革命战争需要且医术高超的医务人员，党与苏维埃政府利用当时有限的技术力量与物质条件，举办专业性培训班和医务学校，提升苏区医疗卫生技术水平。苏区医务学校采取的是短期速成制，几年的教学内容要求一年甚至几个月学完。红军军医（卫生）学校的专业课程以基础理论课（5个月）、临床理论课（5个月）与临床实习（2个月）为主。注重理论与实践相结合，培养又红又专的医务人员，突显了战争视野下苏区医学的教学特色。

苏维埃政府鼓励开办医务学校，特别鼓励由医学前辈进行手把手的医学教育。由于学员文化水平低，理论讲授听不懂，学习效果难以达到预期目的，

---

① 王雪：《中国医科大学的诞生与发展——刘民安、焦德钧访谈录》，《百年潮》，2016年第2期。
② 卢希谦：《革命人道主义医德观的提出——纪念毛主席"救死扶伤，实行革命的人道主义"题词发表50周年》，《道德与文明》，1992年第4期。

如何解决这一难题？毛泽东指出，"讲不懂，就做给他们看。"鼓励教员们给学生作示范，将教学内容以最直观的方式呈现在学生面前，达到百闻不如一见的效果。傅连暲回忆，"讲注射方法，就拿注射器在课堂上当面注射一次，果然学员们很容易就学会了。"[1]当时在红三军团医训班学习的杨庆堂回忆，"如对四肢动静脉损伤出血的处理，我们都没有这些知识，碰到此种情况不知如何处理，教员就一边进行实际操作处置，一边给我们讲解道理，使我们能很快地掌握技术知识。"[2]

培养一名技术精湛的医务人员，需要时间的磨炼、组织的关心，更需要医务人员用心用情在实践中不断钻研与认真总结。苏区医务人员并非人人出自医学专门学校，更多的人是因革命战争的需要，临时加入医疗行业的。别说是查体、开处方，就连识字都不多。在此情景下，要快速培养一名合格的医务人员，只有在实践中不断磨炼。当年，往往战斗一旦打响，学生们就可能要上战场。学生刚学医，懂的不多，在战场救护中，或当教员的助手，或在教员的指导下操作。这在当时是无奈之举，但也不失为一种高效实用的学习方法。学生随军行动，一边开展救护工作，一边开展实地教学，在抢救伤员的实践中逐步掌握救护技术。张汝光在描述自己从事医务工作的艰辛经历时说："由于任务的需要，我们到附近的后方医院担任治疗工作。那时我们才学了一部分内科学和处方学，怎么敢去看病呢？校长用鼓励的口吻给我们讲了诊断的方法。他还告诉我们，如果弄不清楚，大家可以研究研究，也可以把病情记下来，查查书，弄清了再开处方。我心情紧张地走进病房，在第一个病人面前坐下，问完病情要作诊断，但到底是什么病呢？我拿不定主意。

---

[1] 徐向前、粟裕等：《星火燎原·未刊稿》（第1集），解放军出版社2007年版，第240页。
[2] 赣南医学院苏区卫生研究中心：《中央苏区医学教育资料汇编》，解放军出版社2015年版，第279页。

这时我觉得好像全病房人的眼光都集中在我身上似的……当我对着无法确诊的病情记录着急时，校长就详细地告诉我应该怎样诊断和治疗。半个多月后，通过实践我们慢慢地掌握了初步的治病方法。"[①]

为普及卫生知识，苏区克服物质和技术上的困难，编辑出版卫生书刊，如《健康》《红色卫生》和《卫生人员讲话》等。1931 年秋创办的《健康》是一份报道卫生行政和医院政治情况、交流医术经验的不定期报纸；1933 年创办的《红色卫生》是由红军卫生学校专门针对医务人员编辑出版的专业性杂志。这些报刊刊载了贺诚、陈义厚、李治以及其他教员不少专业性文章。中革军委总卫生部还组织编印了《内科学》《临症便览》《最新创伤疗法》等书籍，供医务人员学习。1932 年 10 月，红五军团军医处还编印了《药物要义》教材，介绍了 35 类最基本的药物。这些报刊、书籍简单明了，非常实用，以最快的速度、最好的方法，使医务人员了解最需要的知识，帮助他们快速成长。

【阅读拓展】

《健康》：第一份卫生专业报纸

1931 年秋，苏区组建了中华苏维埃共和国中央革命军事委员会，下设总军医处，在处长贺诚领导下，创办了中央革命根据地第一份卫生专业报纸——《健康》。其宗旨是指导苏区卫生防疫工作，帮助医务人员提高健康意识，促进业务水平提升。创刊初始，发行仅百余份，只发至团级单位，后逐渐增加数量与扩大发行范围。1934 年 10 月，中央红军

---

① 中国人民解放军总后勤部政治部宣传部：《革命卫生工作回忆录》，人民卫生出版社 1978 年版，第 54 页。

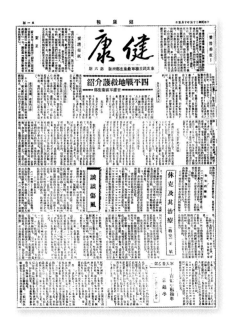
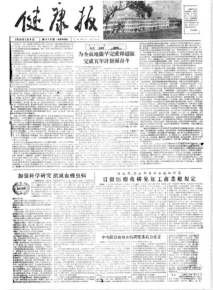

图 7-5　在东北复刊的《健康》报和新中国成立的《健康报》

踏上漫漫征程。途中，《健康》报仍出版了多期。抗日战争全面爆发后，《健康》报停办。1946 年 8 月，贺诚受命赴东北担任东北人民政府卫生部部长等职。《健康》报在佳木斯市复刊。1947 年 6 月，报社随军迁至哈尔滨。1948 年底，报社又迁至沈阳。1949 年 4 月，《健康》报转为东北军区卫生部和东北人民政府卫生部机关报。

中华人民共和国成立后，《健康》报成为中华人民共和国卫生部机关报，由旬刊改为周刊，1950 年 5 月 4 日在北京出版第一期。党和政府领导人朱德、宋庆龄、郭沫若为《健康》报题词致贺。1956 年 1 月 6 日，报头启用周恩来总理亲笔题写的"健康报"三字，一直沿用至今。

改革开放后，特别是党的十八大以来，《健康报》立足"健康中国"建设战略，围绕中心，服务大局，深入宣传中国特色社会主义卫生健康工作方针政策，全面报道卫生健康事业发展成果，大力弘扬卫生工作者职业精神，广泛传播健康科普知识。

苏区一方面加大对医务人员的培训力度，提高专业水平；另一方面，又积极开拓创新，研制新药品，以此缓解药品紧缺状况。习近平总书记指出："创新是一个民族进步的灵魂，是一个国家兴旺发达的不竭动力，也是中华民族最深沉的民族禀赋。"[1]社会发展史证明，创新是社会进步的永恒动力，人类进步的历史，就是创新的历史。中华民族是一个勇于创新、善于创新的民族。在悠久的历史发展进程中，创造了灿烂的物质文明、精神文明与社会文明，革故鼎新精神从未消失，"变则通、通则久"之理念深入人心。

百年来，党在斗争中形成的红医精神，传承并不断升华了中华民族敢于创新这一光荣传统。面对战乱的环境和缺医少药的困境，红色医务人员发挥主观能动性，想尽一切办法，加强医疗攻关和研发，勇于发明创新，铸就了红色卫生健康事业的不朽丰碑。

提升医疗技术，鼓励发明创新。1931 年 11 月，中华苏维埃共和国临时中央政府成立后，十分注重奖励在医学研究上有重大贡献和创新发明的医务人员。《中华苏维埃共和国卫生研究会简章》第十一条规定，会员中如有新发明得由常委呈请政府奖励之；《关于医院政治工作的训令》则规定，奖励

---

① 习近平：《在同各界优秀青年代表座谈时的讲话》，《中国青年报》，2013 年 5 月 5 日。

积极努力和在医务上有大的贡献和新的发明的医生[①]。中央苏区各种报刊也对各类药物的发明和创新者予以宣传报道和表扬，如1934年1月16日，《红色中华》以"红色医生的礼物"为题，报道了第五后方医院医务科科长杜志贤"在小布工作时，因敌人的封锁，购买西药困难，他曾发明一种用中药制造治疟疾的小布丸。现在茶岭五后医院工作，又发明一种茶岭膏，并还在热心的研究，继续发明。"[②]1934年6月12日，《红色中华》刊登消息，赞扬苏维埃国家医院成立不过两个月，"最近发现新的代替品治疗险恶病症"——"苏打水可治愈危险的出血性黄疸""雷佛奴尔对于脓胞性疥疮有特效"[③]。

创新医务管理，注重人文关怀。在苏区反"围剿"战争过程中，产生了较多伤病员，管理和服务态度都是问题。如何提高管理水平，优化服务质量，确保伤病员早日康复重返前线，意义十分重大。贺诚回忆，毛泽东曾对他说过，"要加强对医务人员的思想教育工作，要他们好好为伤病员服务。看病要仔细，态度要好"。贺诚到红军总医院任职后，深感毛泽东的指示十分正确。针对医院的伤病员遭受创伤痛苦，从白军过来的军医，服务态度不好，诊断也不认真等问题。贺诚立即着手整顿医院，加强对医务人员的教育，加大对伤病员的人文关怀。"我们广泛地对医务人员进行思想政治教育，提高大家的阶级觉悟，增强对伤病员的阶级感情，特别是对白军中过来的没有得到教育改造的卫生人员，加强了教育，表扬优点，批评缺点，定期检查每个人的政

---

① 总政治部办公厅：《中国人民解放军政治工作历史资料选编》（第2册），解放军出版社2002年版，第816页。

② 中国井冈山干部学院：《〈红色中华〉全编》（整理本）（第5册），江西人民出版社2016年版，第2664—2665页。

③ 中国井冈山干部学院：《〈红色中华〉全编》（整理本）（第6册），江西人民出版社2016年版，第3492页。

治表现和工作态度，很快使医疗作风得到较大改进。"①俞翰西毕业于浙江省立医药专门学校，曾任国民党第十八军团卫生队队长，在第四次反"围剿"战争中被俘后加入红军。经过红军思想政治教育，他到附属医院给伤病员诊病的同时，主动给驻地群众治病，深受大家喜爱。伤病员、学员和群众均称赞他是一位"好医生、好教员"。

创新器材，革新剂型，满足军民需要。1934年1月，毛泽东指出："自己织布，自己制药和自己制糖，也是目前环境中不可忽视的。"②1933年，中革军委总卫生部所属中央卫生材料厂搬迁到瑞金新院村后，随着规模逐步扩大，划分了制药、敷料、酒精等5个车间，能利用中草药按西药剂型制成丸散膏丹，制造急救包、酒精、手术刀、止血钳等。对解决中央苏区和红军医院药材、器械匮乏问题起了重要作用。"为了适应行军作战的需要，我们还改革剂型，把中草药粉碎做成片药、丸药，便于发放、携带和服用，深受部队欢迎。"③

创新工作思路，提高医疗水平。苏区的卫生健康事业发展困难重重，常规的工作思路难以突破。苏区广大医务卫生人员勇于创新，创办卫生、医务学校，没有教室就借用祠堂、教堂等场所；没有教材，教学人员就自编自印；学员基础差，老师就因材施教，耐心细致给学员传授医学知识。"教学中注意坚持理论与实践相结合，把部队常见病的治疗作为教学的重点内容，在比较短的时间内，培训出一批既有政治觉悟，又能解决实际问题的卫生人员，大

---

① 中国人民解放军总后勤部政治部宣传部：《革命卫生工作回忆录》，人民卫生出版社1978年版，第5—6页。
②《毛泽东选集》(第一卷)，人民出版社1991年版，第132页。
③ 中国人民解放军总后勤部政治部宣传部：《革命卫生工作回忆录》，人民卫生出版社1978年版，第7页。

大扩充了红军的医疗卫生队伍。"[①] 当时战争频繁，医疗救治繁忙，课程只能时断时续进行，这一切都体现出广大医务人员勇于创新的革命精神。

总之，百年来，在党领导广大医务工作者为人民的卫生健康事业奋斗的光辉历程中，形成的独具特色的红医精神，意义重大而深远，在中华医学发展史上铸就了一座永恒的精神丰碑。今天，红医精神作为宝贵的精神财富，为实施健康中国战略目标提供了强大的精神动力；为传播和践行社会主义核心价值观提供了有力的精神支撑；为国家培养促进人类健康的医学人才提供了丰富的政治素材。

---

① 中国人民解放军总后勤部政治部宣传部：《革命卫生工作回忆录》，人民卫生出版社 1978 年版，第 4 页。

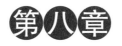

第八章

赓续红色卫生血脉

实现人人健康、人人幸福，是中国共产党人始终不变的初心。在艰苦卓绝的红军长征途中、在全民族抗日战争的连天炮火中、在人民解放战争的弥漫硝烟中，中国共产党人始终把保障军民健康同争取民族独立、人民解放事业紧紧联系在一起；在热火朝天的社会主义革命与建设伟大事业中、在改革开放和社会主义现代化建设新时期的历史巨变中，中国共产党人始终把保障人民健康同社会主义革命、建设、改革开放伟大事业紧紧联系在一起，持续推进卫生健康事业发展，不断满足人民群众卫生健康需要。实现了基本医疗卫生服务和医疗保障全覆盖，中国人民已不再缺医少药、听天由命，人均期望寿命一岁岁增加。一代又一代中国共产党人勠力同心、接续奋斗，砥砺践行初心使命，矢志赓续红色血脉，推动人民卫生健康事业发生历史性变化，取得历史性成就。

一、红军长征时期的卫生健康工作

（一）红军长征前卫生健康准备工作

1934 年 4 月底，中央苏区战略要地广昌失守后，第五次反"围剿"陷于困境。中共中央和中央革命军事委员会决定退出中央革命根据地，实施战略转移，并为此做了大量的兵员、舆论、组织、物资方面的准备工作。其中，卫生健康工作的充分准备，为长征的胜利和革命火种与有生力量的保存提供了重要保障。

1. 筹措大量的医疗卫生物资

中央苏区时期，红军自力更生先后建立了多家医疗药品和器材生产加工企业。红军卫生材料厂于 1933 年搬迁到瑞金城郊的新院村后，生产条件大为改善，同时建立了多个分厂，成为苏区规模最大的药品器材生产加工企业，生产加工各种丸、散、膏丹、纱布、急救包及手术刀、镊子等医疗器械，保障医疗物资的供应与储备。1934 年 7 月，中华苏维埃共和国中央政府要求对外贸易总局在 2 个月内完成采购 10 万元中西药材的任务，其中分配给江口贸易分局的任务是 6 万元。中央苏区各贸易分局在渔民、商人和其他老百姓的大力支持下，超额完成采购任务。到长征出发时，预发了 3 个月的药品，中央红军第一、三、五、八、九军团分别携带了 305 担、305 担、26 担、26 担、26 担，中革军委总卫生部还自带了 26 担，共计 714 担的药品上路[1]，确

---

[1] 江西省档案局：《铁血突破重围 壮举挽狂澜——解码中央红军长征起始前后的历史记忆》（下），江西人民出版社 2017 年版，第 557 页。

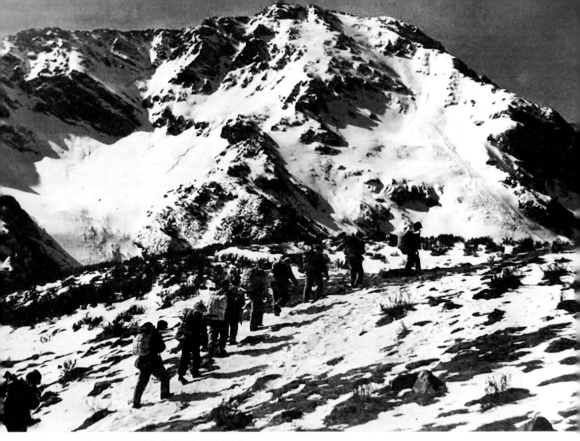

图 8-1　红军长征路上携带药品爬雪山

保了红军长征前期药品的供应。

2. 千方百计安置重伤病员

经过连续五次反"围剿"战争，红军伤病员不断增加，到长征前夕，中央苏区红军伤病员达到 2.5 万多人[1]。为此，1934 年 10 月 9 日，红军总政治部发布《政治指令》，要求领导机关必须加强对供给、卫生部门工作的直接监督与检查，检查连队卫生工作，加强部队政治军事训练，强化疾病预防办法，注意行军卫生等；突出医院和兵站工作，加紧对伤病员的治疗，并争取最快速度让伤病员痊愈归队，鼓励轻伤病员随军行动。次日，中革军委发布命令，凡一个月医治不好的重伤病员一律送至瑞金九堡第四后方医院继续治疗。战

---

① 余伯流、凌步机：《中央苏区史》，江西人民出版社 2017 年版，第 1371 页。

略转移时，对于能够独立行走的伤病员安排其随军行动，不能走的伤员则尽一切可能由担架队抬着随队行动；对于在短时间内难以治愈的重伤病员，则耐心细致地做好教育和安抚工作，留下药材和现金，将其安置在苏区后方或可靠群众家中，继续治病休养，等候归队。随军长征的医疗救护组负责部队日常的医疗卫生工作，包括医生、卫生员和看护等若干人员，医生负责查看病情、诊断、开处方，卫生员负责简单的包扎与治疗，看护员则负责照料伤病员，包括消毒换药、烧水洗脸、打饭喂药等。医护人员分工协作、紧密配合，确保救治工作有序进行。

3.加紧培训医疗卫生人员

为了提高医疗卫生水平，增强保障力量，红军各部队加大了医护人员的培训力度，紧急培训医务人员。红军卫生学校举办以部队战伤和多发病防治为重点的培训班，开设内科、外科等课程，学员培训合格后立即输送到部队。并将尚未毕业的军医班（第六、七期）和预科班（第八期）共200多名学员作为后备力量，编成教导大队随中革军委总卫生部出发长征。同时，红军各师、团也开设短期培训班，快速培训卫生员和看护员，学习内、外科疾病防治与创伤处理知识。

这些准备工作，有效保障了红军战略转移中的有生力量。在二万五千里长征中，红军广大医务工作者在自身负重跋山涉水、抢关夺隘的同时，不忘初心、不辱使命、舍生忘死、千辛万苦救治红军伤病员。

（二）红军长征过程中的卫生健康工作

从1934年10月—1936年10月，红军第一、第二、第四方面军和第二十五军进行了伟大的长征。我们党领导红军，以非凡的智慧和大无畏的英雄气概，战胜千难万险，作出巨大牺牲，胜利完成了震撼世界、彪炳史册的长征。这一惊天动地的革命壮举，是中国共产党和红军谱写的壮丽史诗，是中华民族伟大复兴历史进程中的巍峨丰碑。在艰苦卓绝的长征中，红军面对生死存亡的考验，广大医务人员积极开展各种医疗卫生工作，保证了红军战士的生命与健康，为长征胜利作出了不可磨灭的贡献。

1. 就地采集中草药，全力救治伤病员

长征期间，红军失去了根据地依托，医疗药品和设备缺乏补给，初期只能靠携带出来的予以补充，或随着行军打仗一路缴获与购买来解决缺医少药的问题。随着长征的不断推进，特别是进入川西北人烟稀少地区后，医疗物资补给越来越困难。红军医护人员始终坚持"一切为了伤病员"的方针，实行就地取材，采用中草药、土方土法为伤病员治病疗伤，挽救了无数红军将士的生命。如用碱水高温蒸煮的棉布代替纱布，用猪油、牛油或酥油代替凡士林配制软膏，用木板、竹片代替夹板固定伤员骨折，用牛、羊肝脏来治疗雪盲症，吃大蒜治疗或预防痢疾和疟疾，等等。同时还建立了层层相连的战时救护体系，从连、营、团、师、军直至中央，分别设立战地救护小组、救护所、卫生队、卫生部、野战医院和后方医院，以及中革军委总卫生部（总医院）。对伤病员采取自下而上分级治疗，保持从前线包扎到后续治疗的连贯性。为了缩短救护距离，将战场救护工作放在连一级，从而保证了第一时间对伤病员进行抢救处理，提高了伤病员的救治率。战场上抢救下来的伤员，不论轻伤还是重伤，就地进行救治。

2. 开展卫生防病工作，保证红军的战斗力

红军长征既要面对敌人的围追堵截和恶劣的自然环境，还要面对各种疾病的困扰和威胁。红军医务人员只要条件允许，每天坚持排查红军战士健康状况，并为身体状况异常的红军战士进行医治，做到早发现、早诊断、早治疗。在做好救治伤病员的同时，还要做好卫生防病工作，始终要求红军部队坚持做好个人卫生、公共卫生、驻军卫生、行军卫生、医院卫生及个人和集

体的防疫方法等苏区时期形成的一系列行之有效的卫生工作制度，特别强调做好爬雪山、过草地等艰难特殊时期的疾病预防工作。如翻越雪山前，要做好预防高山病、冻伤和雪盲等应急措施；过草地时，要落实预防野菜、蘑菇中毒和皮肤干裂等措施，并进行严格监督；防止发生长时间忍饥挨饿，饱餐一顿时又出现被撑死等情况。经过充分的预防宣传教育和准备工作后，红军长征中减少了许多不必要的损伤与减员，有效地保持了红军部队的整体战斗力。

3. 坚持办学，培养医疗卫生人才

在长征极度艰苦的环境下，红军卫生学校始终坚持办学，师生整编后跟随部队长征，开始了颠沛流离的办学历程。学员许德、李朝选回忆道："在行军过程中，我们的学校是流动的，没有教室，只有露天'课堂'。教师都是沿途利用休息和露营的空隙，为学生们讲课，进行课余'辅导'的。""行军时，把讨论题贴在前面同学的背包上，边走边讨论，前面的同学讲，后面的补充；教员也夹在同学们中间帮助讨论。""休息了，大家就坐在大树下，教员出题目让同学们回答。"[①] 这是红军卫生学校长征时的真实写照。除了行军、上课外，师生们还参与伤员急救、卫生宣传、调查水源、了解疫情等工作。1935 年 1 月，中央红军占领遵义城后，进行了短期休整。红军卫生学校随即复课，召回 200 多名学员，开展战场急救、疾病防治和行军医疗护理等科目培训。在敌人的围追堵截之下，红军卫生学校仍坚持在行军中办学，红军走过了二万五千里长征，卫生学校就办学二万五千里。红一方面军各军团的各级卫生机关重视医务人员的培训工作，师、团卫生机关经常集中培训卫生员、看护员；1935 年 7 月，红九军团进驻松岗地区时，军团卫生部还开办了医务

---

① 赣南医学院苏区卫生研究中心：《中央苏区医学教育资源汇编》，解放军出版社 2015 年版，第 237—285 页。

训练班。红四方面军总医院在长征中也开办了一所医务学校，为部队培养中级卫生人才；各军医院也举办了看护（卫生员）培训班。红二方面军在长征中虽然没有专门的医务学校，但各军团、师卫生部开办了短期训练班。这些举措，不仅为革命输送了一批又一批政治坚定、技术优良的红色医务人员，为红军长征胜利作出了重要贡献，而且为红色医疗卫生事业的发展奠定了一定的人才基础。

4.克服重重困难，守护红军战士的生命健康

在漫漫征途中，红军将士同敌人进行了 600 余次战役战斗，跨越近百条江河，攀越了 40 余座高山险峰，其中海拔 4000 米以上的雪山就有 20 余座，穿越了被称为"死亡陷阱"的茫茫草地，用顽强意志征服了人类生存极限。由于频繁战斗和恶劣环境造成一部分医务人员在长征途中伤亡，加上行军沿途补给十分困难，使本来就短缺的医护人员更加稀缺。为避开敌机空中侦察监视，红军大多走小路和崎岖山路，战士们的腿脚经常被植被刮伤划破，在缺医少药的情况下甚至导致肢体溃疡。为隐蔽行军目标，红军将士经常进行夜间行军，由于人困马乏，不时发生跌倒损伤事故，在如此残酷的战斗和环境中，伤病员不断增加。另外，红军将士绝大多数是南方人，在行至高原地区时，部分战士水土不服，出现眩晕、呕吐等情况。由于粮食短缺，战士缺乏营养，行军环境恶劣，饮食卫生得不到保障，非常容易滋生细菌、传染疾病，患痢疾、胃病的红军战士人数不断增多，致使体质下降。红军医务人员克服重重困难，采取各种措施开展医疗卫生工作，守护着红军战士的生命与健康，为长征胜利作出了重要贡献。长征的胜利，使我们党以陕甘宁革命根据地为中心，推动一大批革命根据地如雨后春笋般建立和发展起来，革命的火种在神州大地渐成燎原之势，有力推动了新的革命高潮到来。

二、全民族抗日战争时期的卫生健康工作

"九一八事变"后，中日民族矛盾逐渐超越国内阶级矛盾上升为主要矛盾。在日本帝国主义加紧侵略我国、民族危机空前严重的关头，中国共产党率先高举武装抗日旗帜，广泛开展抗日救亡运动，促成西安事变和平解决，对推动国共再次合作、团结抗日起了重大历史作用。"七七事变"后，中国共产党实行正确的抗日民族统一战线政策，坚持全面抗战路线，提出和实施持久战的战略总方针和一整套人民战争的战略战术，开辟广大敌后战场和抗日根据地，领导八路军、新四军、东北抗日联军和其他人民抗日武装英勇作战，成为全民族抗战的中流砥柱，直到取得中国人民抗日战争最后胜利。

由于大多数抗日根据地位于偏僻地区，交通闭塞，经济文化落后，医疗资源匮乏，民众贫、病、弱、愚等状况较为普遍，导致疾病频发，影响了抗战、生产与生活。在中国共产党领导下，调动根据地一切积极因素，采取了诸多医疗卫生措施，为守护军民健康和争取抗战胜利，谱写了惊天地、泣鬼神的雄壮史诗。

（一）八路军、新四军的卫生健康工作

中国共产党领导的八路军和新四军主要是在敌后战场进行游击战，处于被分割包围的状态。日军的残酷扫荡，严重破坏了根据地的生产与生活，加大了军民患病的风险。加上医疗卫生队伍在游击战中分散安置，进一步加剧了医疗卫生力量不足的状况和保障难度，导致八路军、新四军疟疾、痢疾、天花、伤寒、麻疹、回归热等疫病的不时暴发，严重威胁着军民身体健康和生命安全。为夺取抗战胜利，中国共产党在极端困难的条件下，结合新形势、新特点，全力改善人民群众生产、生活，保护军民健康，开展了行之有效的抗战卫生健康工作。

1. 重建医疗卫生组织机构

1936 年 10 月，中革军委总卫生部到达陕北。在缺人、缺物、缺钱的艰苦条件下，中国共产党立即着手医疗机构的重组重建工作。1937 年 8 月，主力红军改编为八路军，下辖 3 个师。115 师有独立的卫生组织序列；120 师改编时成立了军医处，由数名办事员分管医疗、卫生、行政等工作；129 师挺进太行山初期，设置了师卫生部和 2 个旅卫生处、5 个团卫生队。1937 年 10 月，新四军组建后不断充实卫生机关，1938 年 2 月正式成立新四军军医处。1941 年 1 月底，新四军军部重新组建，军卫生部同时成立，下辖苏中、苏北、苏南、淮南、淮北、鄂豫皖、皖江等 7 个军区卫生部，以及独立旅、浙东纵队卫生部，形成了包括下设科室、后方医院、医学院校、制药厂，以及师、旅卫生部（科），团卫生队，营卫生所，连卫生员等医疗卫生组织系统。同时，还先后在各根据地建立了后方医院。

1938 年 7 月，重组中央军委总卫生部，其成为中国共产党领导的抗日武装卫生工作的总领导机构，开始了全面抗战的人民军队卫生工作。1939 年 7 月，中央军委组建总后勤部，下设政治部、供给部和卫生部。在抗日战争前期，军队系统的卫生组织工作遵循以下原则：“①各级卫生组织以集中紧缩为原则，要求人力物力之节省而得遂行其业务。②军委总卫生部为卫生部门最高行政领导机关，凡党、政、军属各级卫生机关之工作，概受其指导或管辖之。③为适应抗战需要与加强卫生部门工作之领导，分别党、政、军采取集中分管制，以加速其效率。”①因此，各边区按军委系统、边区政府系统，对卫生机构进行集中分管，形成了明确的职责和隶属关系。

---

① 这是 1939 年 5 月，军委总卫生部根据中央组织部召开的卫生会议精神，向中央军委拟报的卫生部门暂行工作条例中规定的卫生组织原则，反映了当时在军队卫生组织上的一些基本精神。转引自新中国预防医学历史经验编委会：《新中国预防医学历史经验》（第一卷），人民卫生出版社 1991 年版，第 61 页。

2. 建立医疗卫生工作规范

1937 年 10 月，中革军委总卫生部发布《暂行卫生法规》，提出了医疗、卫生、战时救护、药品管理、卫生工作人员管理等方面的规范性要求，对八路军、新四军部队的卫生制度建设起了重要的指导和规范作用。1938 年 9 月，晋察冀军区第一次全军卫生扩大会议决议，为部队的卫生工作确立了详细具体的制度要求和行为规范。内容涉及医疗工作、卫生工作、教育工作、救护与转运工作、防毒工作、药品器材的补充、医务人员技术津贴、各级卫生机关的联系、老弱残废及新战士的入伍检查等诸多方面[1]。1942 年 1 月，八路军总卫生部召开医院工作会议，提出了军队医疗卫生工作的六项原则："一、树立朴需因实、具体了解情况的工作作风，并随时发扬白求恩同志的工作精神；二、一切为了休养员；三、医务工作为医院工作的主体；四、团结技术人员；五、自力更生的解决物质困难；六、遵守各种法令，杜绝贪污浪费。"[2] 在此基础上，根据全面抗战的新形势、新任务，以及军队卫生工作发展的需要，在卫生技术人员的培养与教育、伤病员的救护与转运、防毒工作的开展、医务人员的待遇、卫生机关的联系等方面提出了一系列创造性规定。八路军还建立了医药指导委员会制度，其目的是"为了提高队属卫生人员的医务技术，有力进行在职卫生干部的教育，使医学理论更好的与实践一致，以及发扬医学专家使之积极参加卫生建设"[3]。

3. 开展行之有效的战时救护

抗战时期因分散游击，分散了医疗卫生急救力量，特别是抗战进入相持阶段后，面对日军的扫荡与蚕食，如何机动灵活地对伤病员展开战时救护，

---

[1] 陈明光：《中国卫生法规史料选编 (1912—1949.9)》，上海医科大学出版社 1996 年版，第 27—30 页。
[2]《八路军总卫生部召开医院工作会议》，《解放日报》，1942 年 1 月 27 日，第 4 版。
[3] 白冰秋：《华北军区卫生建设史料汇编》，华北军区后勤卫生部 1949 年，教育类第 15 页。

是对卫生救护组织的重大考验。在各战场救护实践中，形成了一些行之有效的战时急救方式和制度，如晋察冀军区的"初步疗伤"制度。毛泽东指出，"充实红军的给养与供给，组织联络前线和后方的军事运输，组织军事的卫生疗治，同是对于革命战争有决定意义的事业。"①1938年6月，白求恩到达晋察冀军区，为了改变伤员因伤口得不到及时处理而导致恶化、致残，甚至是死亡的状况，白求恩悉心指导医护人员，将"初步疗伤"急救方式在全区普遍推广。1939年底，晋察冀军区明确规定了战场救护的止血、固定、消毒、裹伤、搬运等五项主要技术原则。1943年，中央军委提出"无故不丢掉一个伤员"，事前要做好救护器材充分的准备工作，面对各种蚕食、扫荡、袭击等要做好救护应对工作，在每次战役前，做好担架配备、坚壁地区的预定、救护材料的筹补和简易救护方法的教育等工作，同时为被坚壁人员准备好足够生活物资，并做好思想工作，坚定信念，密切军民关系，相信群众，依靠群众。

【阅读拓展】

白求恩：伟大的国际主义战士

诺尔曼·白求恩，加拿大共产党员，国际主义战士，著名胸外科医师。1938年来到中国，1939年11月因病逝世。他在中国工作的一年半时间里为中国抗日战争呕心沥血，毛泽东撰文《纪念白求恩》，号召全党向他学习，称其为"一个高尚的人，一个纯粹的人，一个有道德的人，一个脱离了低级趣味的人，一个有益于人民的人"。

1939年10月27日晚，白求恩组成临时医疗队赶赴抗战

---

① 《建党以来重要文献选编（1921—1949）》（第11册），中央文献出版社2011年版，第101页。

前线，准备救治摩天岭战役的伤员。医疗队将手术室设在村外的小庙里。伤员被一个接一个地抬上手术台，手术之后又一个接一个被转送到后方。小庙里紧张、忙碌却秩序井然，在场的所有人全然忘记山区深秋的寒冷。最后一个大腿粉碎性骨折的年轻战士被抬上手术台已经是第二天，当时杂乱的枪声已经到了村边，他恳求白大夫"不要管我，马上转移。"白求恩毫不犹豫地继续手术，他把左手中指伸进伤口掏取碎骨，却不小心扎破手指，他将手指简单包扎后，又继续处理伤员，直到缝完最后一针，才离开孙家庄。

　　手指划伤感染的次日，他忍着剧痛在一个分区医院连续两天检查了两个医疗所的工作，做了几十台手术，讲了两次现场课。感染的第 5 天，在给一名颈部患单独合并蜂窝组织

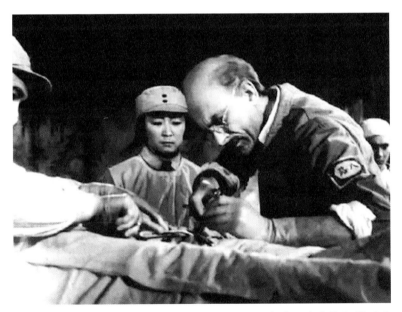

图 8-2　白求恩在为伤员做手术

炎的伤员做手术时，他左手中指受伤处被细菌侵袭，受到致命的第二次感染，很快出现全身症状，高烧40摄氏度，呕吐不止。此后的十多天，他却继续摇摇晃晃地骑在马背上，辗转于前线和后方，从事巡视工作，并不停地为伤员做手术，高烧到没有一点儿力气，才被抬离战地。最终他因被感染酿成败血症而生命垂危。

他用尽最后的力气，用颤抖的手给聂荣臻司令员写下最后一封信，让聂荣臻转告加拿大共产党书记、国际援华委员会、加拿大和平联盟："告诉他们我在这里十分快乐，我唯一的希望就是能够多有贡献。"晚上，他多次昏迷，当他最后一次苏醒时，看到满屋神情紧张、伤心落泪的人们，安详地微笑着，抬高了头，坚定地说："不要难过，我多么不愿离开你们啊，努力吧，向着伟大的路，开辟前面的事业。"

1939年11月12日凌晨5时20分，伟大的国际主义战士、中国人民的伟大朋友诺尔曼·白求恩走完了他生命的最后历程。白求恩走了，带着对未尽事业的遗憾，带着对新中国的希冀，也带着对世界和平的憧憬，化作了太行山上一座永恒的丰碑。

4. 大力培养医疗卫生专业人才

八路军卫生人才培养的"大本营"是延安中国医科大学。前身为1931年11月创建于江西瑞金的中国工农红军军医学校，1934年随军长征，1935年10月到达陕北后在瓦窑堡复课，王斌任校长。1937年红军改编为八路军后，改名为八路军卫生学校，随后更名为中国医科大学。这是培养医药卫生人才的重要基地，设立了解剖、生理、细菌、病理、药理、内科、外科 7 个学系，仅 1938 年到 1940 年 3 月，共培养 498 人。学校的宗旨是"培养政治坚定、技术优良、为革命工作、为大众服务的卫生干部"。陕甘宁边区医药学校从 1940 年底到抗战胜利，共培养医务人员 110 人，司药 13 人。1939 年到 1945 年，边区培养进修医生 150 人，检验员 23 人，药剂人员 25 人[①]。随着抗战形势不断变化，面对抗日队伍的迅速扩大和伤病员的急剧增加，医疗卫生人才紧缺情况越来越突出。毛泽东提出："讲究卫生，保持健康身体，就是增加国防力量。"1943 年，中共中央军委发出了《关于卫生部门的几个工作原则》的指示[②]，进一步完善了战时卫生技术人才的培养和任用制度。全面抗战爆发后，随着民族危机日益深重，越来越多的人加入中国共产党领导的抗战队伍。一些原在城市或敌占区的医疗卫生人才和大量中学生、大学生奔赴抗日根据地，有的直接加入了抗日部队，有的投身医疗事业中，为培养医疗卫生人才奠定了重要基础。

（二）陕甘宁边区的卫生健康工作

陕甘宁边区是中共中央领导全国人民抗战的中心，是八路军、新四军等敌后抗日武装的指挥中枢和总后方。中国共产党进行边区建设以前，陕甘宁一带的经济文化十分落后。"卫生条件极差，缺医少药，人畜死亡率很高，婴儿死亡率达 60%，成人达 3%；全区巫神多达 2000 余人，招摇撞骗，为害甚烈。人民不仅备受封建的经济压迫，而且吃尽了文盲、迷信、不卫生的苦头，人民的健康和生命得不到保障"[③]。在中国共产党的领导下，根据地军民共克

---

① 王彦学：《革命战争时期西北部队卫生工作史》，八一印刷厂 1993 年版，第 60 页。
②《本市纪念白求恩大会》，《解放日报》，1941 年 11 月 16 日，第四版。
③ 西北五省区编纂领导小组、中央档案馆：《陕甘宁边区抗日民主根据地·回忆录卷》，中共党史资料出版社 1990 年版，第 64 页。

时艰，采取建立卫生组织机构、组建卫生学校、创建前后方医院等措施，开展卫生健康工作，维护陕甘宁边区军民的身体健康与生命安全。

1. 建立卫生组织机构，加强制度建设

陕甘宁边区人民政府在民政厅下设立卫生处，并组建了卫生委员会，领导全边区卫生工作。各专署设卫生指导员，各小区设不脱产卫生协助员，各村设卫生员。建立了军、政、民各级卫生指导委员会，组织与领导部队、地方和单位的卫生工作，开展了反巫神、反迷信的斗争，建立了卫生模范村。为解决边区缺医少药的状况，除设立边区医院外，还成立了保健社、卫生合作社、国医研究会、中西医药研究会等组织机构，自上而下形成了一套较完整的医药卫生工作网，并充分发挥边区原有的中医、中药人员的作用，使卫生工作深入农村。

陕甘宁边区卫生制度的建立为边区卫生建设奠定了重要的基础。如卫生机构设置的制度化，明确了各部门、各层级的权责，有力推动了卫生运动的开展；保健制度、保育制度的建立与发展，深化了预防为主的健康管理理念，提高了防疫工作的成效；监狱卫生制度的创建，既扩大了边区卫生工作的覆盖面，又体现了民主政权性质和人权理念；人才和药材促进制度有效壮大了边区的医疗卫生力量，加强了卫生工作的人才和物质保障。

2. 组建医药卫生学校，开展卫生干部教育

尽管环境极为艰苦，机构和人员又极为分散，陕甘宁边区和各根据地还是建立了众多医药院校。原八路军卫生学校在1940年改建为中国医科大学，还建立了延安西北医药专门学校、延安制药厂附设药科学校，以及晋冀鲁豫卫生学校、晋绥军区卫生学校、晋察冀白求恩卫生学校、苏中卫生学校、新四军二师卫生学校、新四军三师卫生学校和苏浙医务职业学校等，共培养3000多名医药卫生干部。

各根据地各部队还采取办轮训队、轮训班和训练班以及研究班等形式，培训在职医疗卫生干部，编辑印刷适合抗日战争需要及有关第二次世界大战中各种先进战伤救治技术与经验的著作和小册子，出版《卫生建设》《国防卫生》《医务生活》《先锋医务》《卫生通讯》《医卫简讯》《红卫报》等医药卫生杂志、报刊，大力宣传医疗卫生与健康工作及有关知识。

3. 建立前后方医院，有效医治伤病员

为了救护和医治伤病员，当时在"边区已建立了组织上和设备上相当完备的医院，能施行近代医学上的一般的手术。最重要的是努力克服了许多医药上的困难，用边区土产的原料，制成了种种中西药品，使一般比较普通的药品都有了自给的可能，特别对于中药的利用和改造，边区的医药界是加以最大的注意的"①。在延安先后建立了白求恩国际和平医院总院、延安中央医院、边区医院；各根据地也建立了许多医院，如晋察冀边区医院、八路军120师野战医院、晋绥解放区贺家川医院、新四军皖南小河口后方医院、云岭南保村前方医院、新四军第一支队神塘圩医院、新四军第三支队大王庄医院和盐城军部海神庙医院，以及新四军第二师大柳营医院等等。由于敌人不断地进行残酷扫荡，医院难以安定地进行治疗，只能因地制宜，创造性地开展分散隐蔽治疗，创建了多种形式的医院，如华北地区的地下医院，山区的山林医院、森林医院和山洞医院，华东地区的竹子医院、水上医院、芦荡医院、海滩医院和海上医院等。各根据地共创建了50多所医院，在抗日战争的全过程中，这些医院共收治了30多万名伤病员。

---

① 西北五省区编纂领导小组、中央档案馆：《陕甘宁边区抗日民主根据地·文献卷（下）》，中共党史资料出版社1990年版，第430页。

（三）晋察冀抗日根据地卫生健康工作

晋察冀边区是抗日战争时期中国共产党开创的第一个敌后抗日根据地。1938—1940 年，晋察冀军区设立了卫生部，直接领导内设的医务科、保健科、材料科、管理科，以及直属的后方医院、卫生学校和卫生材料厂；同时对晋察冀军区下属的第 1—5 军分区卫生部及冀中军区卫生部进行业务指导。冀中军区卫生部又与第 6—10 军分区卫生部形成业务指导关系。1943 年 2 月 4 日，《晋察冀边区行政委员会组织条例》发布实施，边区行政委员会共设财政、民政、实业、教育、秘书五个处。保健、卫生行政，以及取缔娼妓、缠足，禁烟禁毒等事项由民政处负责，秘书处负责行政委员会中的卫生事务。边区政府民政处设卫生科，各专区、县民政科设卫生指导员，区一级设兼职的卫生协助员 3—5 人，村设卫生员，由此形成边区政府自上而下的卫生组织体系。1944 年 10 月—1945 年 8 月，晋察冀军区卫生部直接领导直属卫生处、白求恩卫生学校、白求恩国际和平医院，并与其下属的冀晋、冀察、冀中、冀热辽 4 个军区卫生部形成业务指导关系，4 个军区卫生部之下又有 4—5 个军分区卫生处受其业务指导。为了抗战需要，根据地还采取了军政合一的管理方式，在开展抗战部队卫生健康工作的同时，也非常重视边区居民的卫生健康工作，加强了对地方的卫生健康工作的宣传与指导。

三、解放战争时期的卫生健康工作

1946 年 6 月，解放战争爆发。面对国民党反动派悍然发动的全面内战，中国共产党领导广大军民逐步由积极防御转向战略进攻，打赢辽沈、淮海、平津三大战役和渡江战役，向中南、西北、西南胜利进军，消灭国民党反动派八百万军队，推翻国民党反动政府，推翻帝国主义、封建主义、官僚资本主义三座大山。由于解放战争时间长达四年，战区辽阔，规模宏大，往往是大兵团作战，敌我双方伤亡人数都达到历史最高水平，再加上医务人员数量不足且整体水平偏低，医疗物资严重匮乏，传染病疫情多发难以控制，医疗救治任务特别繁重。为保证军民健康，保障部队战斗力，中国共产党领导各解放区积极建立各级卫生组织、完善卫生报告制度、强化战场救护、大力培养医疗卫生队伍等措施，积累了大规模、大兵团作战形势下开展医疗卫生工作的宝贵经验，为夺取解放战争胜利奠定了基础，同时也为新中国成立后卫生健康工作提供了有益的经验借鉴。

（一）建立健全各级卫生组织

解放战争时期，陕甘宁边区政府将原在民政厅属下的卫生处扩建为卫生署，管理全边区的卫生工作。为加强各解放区部队的卫生组织和力量，在进一步吸取第二次世界大战战场救治经验的基础上，坚决贯彻"救死扶伤，实行革命的人道主义"的原则和"预防为主、自力更生、全民动手、勤俭办一切事业"的方针，建立适合大兵团作战的卫生勤务组织，顺利完成部队各项卫生工作和救治100多万伤病员的任务。组织机构为：中央革命军事委员会下设立总卫生部，各大军区、野战军和纵队设卫生部，旅设卫生处，团设卫生队，连队设卫生防疫委员会，每班设卫生战士。为适应大规模运动战、攻坚战和连续大兵团作战的要求，野战军卫生部下设野战医院、手术队、基地医院、野战区兵站总卫生所，野战区兵站总收转所或野战军转运总站和转运站等。

（二）建立统计报告制度

1946年6月10日，晋察冀军区发布《建立统计报告制度的规定》，提出了加强部队卫生统计工作的具体要求。这一规定提高了卫生工作人员的思想认识，各级卫生机关设置专人负责统计报告工作。要求对医务和药材两项分别进行季报、年报工作制度，并对报告的时间、内容和要点等提出了具体的要求，既有利于及时掌握军队伤病员和卫生人员状况、医疗技术经验，以及药品器材的价格、采购、消耗等综合数据的把握，又为军队卫生工作的进一步决策和规划奠定了科学的基础。

（三）加强战伤救治工作

解放战争开始时，国民党反动派对解放区发动了疯狂进攻，伤病人员不断增多。1946 年 11 月，中央军委总卫生部重申"一切为了伤病员"的卫生工作总方针。1948 年，中原军区卫生部发布《临时战救工作条例》，比较全面地确立了战救工作制度，细化了战时救护的组织与任务分工。从连队、营到团、旅、纵队共 5 个层级，分别规定了救护组织的人员构成、人数和各自负责的事项，明确了由近及远的具体救护位置，并详细列举了各项具体救护任务；规定了各种急救动作的技术工作纪律，如腹部伤处理、固定工作、早期切除的缝合问题、交换绷带等都有明确的技术规范；统一规定了各种标记，使各种状况的伤病员后续交换处理有了明确的辨别方式，提高了救护效率。战场救治工作中建立了由火线到兵团与后方医院的阶梯救治和医疗后送制度。从过去每连由 1 名卫生员单独进行抢救，发展到每班设立卫生战士和抢救小组，直到开展火线"普遍包伤运动"和"战场自救互救运动"等人人都会救护裹伤的群众性战伤救护运动。由过去部队卫生机关各自分散的治疗救护，发展到组成"连联合抢救组""团联合包扎所"和"师联合手术队（站）"等战救组织，做到"高度运动，大量收容，哪里作战，哪里收容"。在空前规模的运动战中，数百万民工抬担架、推小车，风餐露宿，跋山涉水，冒着枪林弹雨奋勇直前。军队仗打到哪里，他们就支援到哪里。淮海战役时，组建了两个重伤医院、16 个后方医院，承担了收治 10 万伤员的繁重任务。根据《中原军区卫生部淮海战役前方工作报告》，淮海战役第一阶段，医院收容伤员 2100 名，第二阶段收容伤员 21036 名。医务工作者在总结第二次世界大战

"坑道卫生"和"医院尽可能接近火线进行一线救治"的经验基础上，甚至把重伤医院设在距离火线仅十公里处，大大提高了重伤治愈率，如腹部战伤治愈率达到 66.6%；破伤风类毒素的普遍使用，使破伤风发病率降低到 2%。为适应战场救护需要，还创造性地使用了快速担架，运用早期手术、输血输液、石膏封闭、间断换药、延期缝合、及时供应药材和快速转运等先进医疗技术，做好卫勤组织工作。战地救护和战伤治疗技术的普遍提高，伤员归队率达到了 70% 以上，大大提高了解放军的战斗力。

（四）大力培养医疗卫生人才

解放战争时期，全军各级卫生部门举办了各种形式的训练班、医训队、轮训队等，全军上下联动培养锻炼出一支经受战争磨炼，具有无产阶级觉悟，全心全意实行救死扶伤、革命人道主义的新型医疗卫生干部队伍。1946 年，延安中国医科大学与张家口医学院合并为中国医科大学，白求恩卫生学校扩建为白求恩医科大学。1947 年，华东在鲁中山区沙沟建立了华东白求恩医学院。1948 年，东北的兴山医科大学，除总校外，还设立了龙井、辽东和冀察热辽 3 个分校，并开办了东北药科学校。到 1949 年，中央军委卫生部设有 3 所军医大学，各大军区成立了 5 所军医学院，各省军区大多开办了卫生学校。全军所办学校毕业的医生和司药总计近 6000 人，加上短期训练和工作中培养的卫生人员，全军 70% 以上士级以上卫生人员的都是自己培养的，并成为解放军卫生健康工作的骨干力量。

同时，由于解放战争时期人民解放军逐步向正规化方向发展，为进一步完善卫生工作制度奠定了重要基础。在大兵团运动作战的环境下，这一时期开始建立医疗卫生费用管理制度的规定，如公职人员的公费医疗费用规定，公营工厂工人的疾病保障制度也有新的发展。同时对民间医生的组织调动，形成了一些初步的制度模式，为新中国成立初期医疗卫生工作作了基础准备。

四、社会主义革命和建设时期的卫生健康事业

1949 年 10 月 1 日，中华人民共和国成立，开辟了中国人民当家作主的历史新纪元。由于长期饱受战乱之苦，新生的人民政权面临着政治、经济、军事等方面一系列严峻挑战，国家一穷二白、百废待兴，居民健康水平低下，无医无药的困境较为普遍，人均预期寿命仅 35 岁，婴儿死亡率高达 20%。为了人民群众的卫生健康与生命安全，中国共产党团结带领全国各族人民，自力更生、发奋图强，推进了人民卫生健康事业的全面进步。

1951 年，毛泽东在《关于加强卫生防疫和医疗工作的指示》中指出："今后必须把卫生、防疫和一般医疗工作看作一项重大的政治任务，极力发展这项工作。"1952 年，党和政府确立了"面向工农兵，预防为主，团结中西医、卫生工作与群众工作相结合"的方针，集中力量防治严重的流行性疾病和威胁母婴生命健康的疾病，整顿卫生工作队伍，建立农村、厂矿和城市基层卫生组织。到 1952 年底，威胁人民生命与健康最主要的烈性传染病（鼠疫、霍乱、天花）、肺结核、黑热病、寄生虫病、地方病和性病，基本上得到有效控制。长期威胁母婴生命的产褥热和新生儿破伤风，也因为大力推广新法接生而得到基本遏制。人民健康水平普遍提升，到 1958 年，全国人口平均预期寿命由 1949 年前的 35 岁提高到 1957 年的 57 岁；在全国流行了近百年的血吸虫病的 12 个省，已有半数以上流行区的血吸虫病基本被消灭。毛泽东获悉江西余江县消灭血吸虫病的消息后，浮想翩翩，夜不能寐，欣然命笔写下《七律二首·送瘟神》；疟疾年发病人数从新中国成立前的 3000 万左右降低到 78 万，中国中医研究院接受抗疟药研究任务，屠呦呦任科技组组长，于 1972 年成功提取出新型抗疟药青蒿素。这项科研成果被广泛运用，挽救了世界上数百万名疟疾患者的生命。

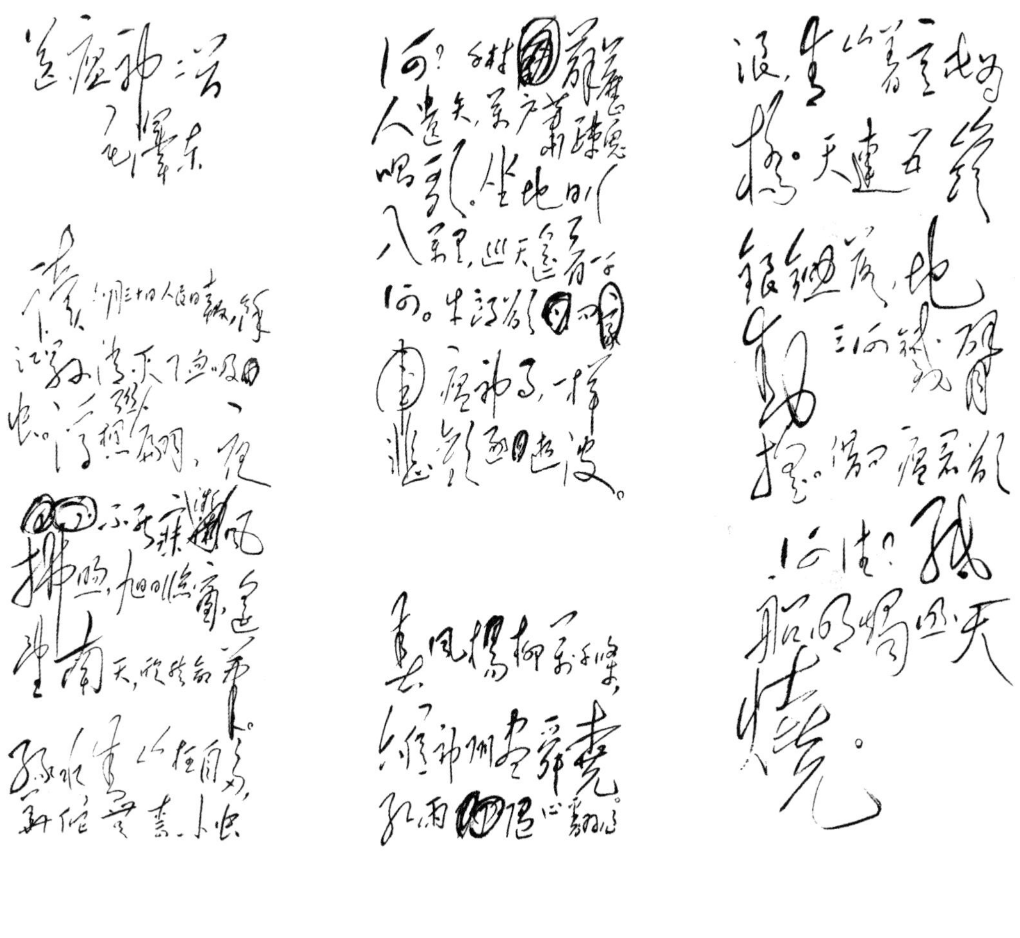

图 8-3　毛泽东《七律二首·送瘟神》手稿

（一）广泛开展爱国卫生运动

1952 年，美国飞机多次侵入我国丹东、抚顺等地播撒带有病毒、细菌的昆虫，悍然对我国发动了细菌战争。为防御细菌战，毛泽东题词："动员起来，讲究卫生，减少疾病，提高健康水平，粉碎敌人的细菌战争。"在中央防疫委员会的带领下，借鉴苏区卫生运动的经验和做法，在全国掀起了群众性的爱国卫生运动。

爱国卫生运动是在党委政府领导下，由民众广泛积极参与的群众性卫生运动。周恩来曾指出，要"团结并教育全国可用的医生、护士及一切卫生人员，改造旧医生，使他们都能为中国人民的卫生、防疫、医疗、助产等工作服务"[1]。1957 年 9 月 20 日，党的八届三中全会指出，爱国卫生运动的任务和目的："除四害，讲卫生，消灭疾病，振奋精神，移风易俗，改造国家。"1958 年 2 月 14 日，《人民日报》发表社论指出，以除"四害"为中心的爱国卫生运动，就是通过群众运动的方式，从除"四害"做起，普及卫生常识，破除迷信，消灭各种疾病及其根源，促进人民的健康。在党和政府的领导下，爱国卫生运动得到全国各地人民群众积极响应，在除"四害"、预防传染病、疫苗接种、食品卫生、环境卫生等方面都取得了重大成就。1960年，《中央关于卫生工作的指示》要求："重新恢复爱国卫生运动委员会的组织和工作，发动群众，配合生产运动，大搞卫生工作。"[2]并提出了"以卫生为光荣，以不卫生为耻辱"的著名口号。同年，先后召开全国农村和城市卫生工作现场会，重点介绍、推广了山西稷山县、广东佛山市两个改造旧农村、旧城市卫生面貌的先进经验，使爱国卫生运动有了新的发展。1978 年 4 月，

---

① 《周恩来文化文选》，中央文献出版社 1998 年版，第 52 页。
② 《毛泽东年谱（一九四九—一九七六）》（第 4 卷），中央文献出版社 2013 年版，第 345 页。

中共中央、国务院决定重新成立中央爱国卫生运动委员会，并发出《关于坚持开展爱国卫生运动的通知》，强调爱国卫生运动是移风易俗、改造国家的一场深刻革命。从此，各省市、县区等都先后建立了爱国卫生运动委员会，负责运动的执行，并采取报纸、收音机、小册子、壁报、漫画、讲演、小组讨论、戏剧、街道宣传、展览等形式，倡导全国人民一起参与到公共卫生行动中来，城市重点整治环境卫生，农村管好水、粪，标本兼治，最终实现个人健康行为和公共卫生环境的改善。

图 8-4　开展爱国卫生运动消灭血吸虫病

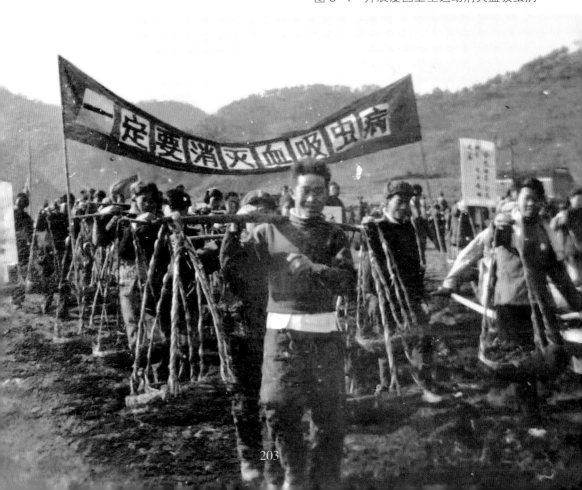

（二）建立健全和发展各级地方卫生机构

在 1949—1952 年国民经济恢复时期，主要任务是恢复改组原有卫生机构，建立健全和发展各级地方卫生机构和基层卫生组织。中央人民政府成立了卫生部，各大行政区设立了卫生部，省、市（区）设卫生厅、局，专署、县及相当于专署、县的市、区设卫生科，领导各级卫生工作。1949 年新中国成立时，县卫生院很少，1950 年底，全国县卫生院发展到 1613 个，病床 15241 张。1952 年，全国除少数民族地区外普遍建立了县卫生院，共 2102 个。县以下设立了区卫生所，1952 年发展到 7961 个，1957 年达到 11872 个。1951 年 4 月，中央人民政府卫生部和教育部发布《关于发展卫生教育和培养各级卫生人员的决定》，此后召开了多次高等医学教育，中等医学教育，在职进修和业余进修等成人教育，教材、电化教学，研究生和学位评定等有关专业会议，制定了一系列有关医学教育的标准和规章，以保证医学教育的质量和培养更多医疗卫生人才。

（三）建立比较完善的公共卫生服务和保障体系

面对新中国成立前医疗卫生十分落后，人民群众贫病交困的情况，1950 年，中央召开了全国第一次卫生工作会议，提出了"面向工农兵、预防为主、团结中西医"卫生工作的总方针，逐步建立起政府主导下的低水平福利性医疗保障制度，针对不同群体，政府建立起不同的政策安排和保障制度，包括公费医疗、劳保医疗、合作医疗等政策制度。一是制定城镇医疗保障政策。在公费医疗的政策部署中，1952 年，政务院发布了《关于全国各级人民政府、党派、团体及所属事业单位的国家工作人员实行公费医疗预防的指示》，卫生部出台了《国家工作人员公费医疗预防实施办法》，将革命残废军人和各级政府、党派、教育、卫生等事业单位的国家工作人员均纳入公费医疗的保障范围。劳保医疗覆盖面为国有企业和集体企业职工，职工生病就医，都不需要个人缴费，甚至家属和子女也能享受半公费医疗，基本将城镇职工以及职工子女均纳入保障范畴。这不仅减轻了城镇居民就医的经济压力，保证了职工的身体健康，还在维护社会稳定和团结社会各阶层群众等方面发挥了重要作用。二是实施农村医疗保障政策。毛泽东指出："我国是一个农业大国，农村人口占全国人口的百分之八十以上。"[1] "大量的人力物力应该放在农村，重点在农村。"[2]1965 年 6 月 26 日，毛泽东提出"把医疗卫生工作的重点放到农村去"。卫生部决定主治医师以上的医药卫生技术人才，都要分期分批轮流到农村开展巡回医疗。大批医务工作者包括林巧稚等知名专家，下乡与农民同吃、同住、同劳动，在农民家中或田间地头看病治疗，同时手把手地辅导农村卫生人员，提高他们的医疗水平。大部分农村地区借助集体性资源，秉着自愿互助的原则，建立了合作医疗制度，形成了覆盖农民的集体性福利保障。1965 年，卫生部发布了《关于把卫生工作重点放到农村的报告》，农村地区的医疗保障事业得以拉开帷幕，批量的医疗卫生资源不断涌入农村，形成了富有中国特色的农村合作医疗和"赤脚医生"制度。从此，"赤脚医生"成为特殊时代的符号，他们出诊时携带小药箱，里面装着听筒、针头、体温计，还有一些简单的药品，为农村千家百户的患者治病，促进了农村医疗水平的提高。到 20 世纪 70 年代末，全国实施合作医疗农村的比例接近 93%，90% 左右的农村群体享受到了基本医疗保障。1985 年 1 月召开的全国卫生厅、局长会议，探讨了如何按照中共中央、国务院的改革精神进行卫生工作体制改革的问题，会议决定取消"赤脚医生"名称，规定考试合格者为"乡村医生"，不合格者为卫生员。

---

[1]《毛泽东著作选读》下册，人民出版社 1986 年版，第 773 页。
[2]《毛泽东年谱（一九四九—一九七六）》（第 4 卷），中央文献出版社 2013 年版，第 505 页。

【阅读拓展】

覃祥官：中国农村合作医疗之父

1966 年 8 月 10 日，中国历史上第一个农村合作医疗试点——乐园公社杜家村大队卫生室，在湖北省长阳土家族自治县挂牌成立。覃祥官主动辞去公社卫生所的"铁饭碗"，在大队卫生室当起了记工分、吃农村口粮的"赤脚医生"，被誉为我国首个"赤脚医生""中国农村合作医疗之父"，为我国解决农民看病难、吃药难提供了一种可供选择的最为现实的模式。

在与病人的广泛接触中，覃祥官深切感受到农民无钱治病的痛苦。通过深入调查摸底，他拿出了《关于乐园公社杜家村大队试行农民合作看病的草案》。其中农民每人每年交 1 元合作医疗费，大队再从集体公益金中人均提留 5 角钱作为合作医疗基金。除个别老痼疾病需要常年吃药的以外，群众每次看病只交 5 分钱的挂号费，吃药就不要钱了。

同时，覃祥官还以"三土"（土医、土药、土药房）、"四自"（自种、自采、自制、自用）为特点，在大队卫生室和小队土药房都开辟了药园，栽种了大量的常用易植药物。由于大量的廉价中草药和自制成药充实了卫生室、土药房，减少了合作医疗经费的开支，大大减轻了农民的负担，做到了"有病早治，无病早防"，体现了"出钱不多，治疗便利；小病不出寨，大病不出队"的好处，深受广大农民群众的拥护。

作为一名共产党员，覃祥官时刻不忘党的宗旨和他创办合作医疗的初心，始终坚守村卫生室这块"阵地"，把一生

中最美好的青春年华都无私地奉献给了合作医疗，奉献给了
大山里的乡亲们。

（四）高度重视青少年群体健康工作

青少年健康是青少年发展的重要基础，也是国家与社会实现可持续发展
的基石。1950年，为了解决学生营养不良的现实问题，提高学生身体健康水
平，毛泽东提出"健康第一，学习第二"。1951年，政务院出台了《关于改
善各级学校学生健康状况决定》，提出要调整学生学习时间、减轻学生课业和
社团活动负担、改进学校卫生工作、切实改进学校体育教学等任务，强调加
强体育锻炼对学生体质的重要影响。这也是新中国成立以来，首次采取行政
措施解决学生的健康问题。1960年，团中央、卫生部、教育部、体育委员会
等共同颁布《关于在各级学校中大搞爱国卫生运动和加强体育运动的通知》，
提出要增强广大师生的体质，根本改变学校的卫生面貌。1966年，中央转发
《关于减轻学生负担保证学生健康问题的报告》，提出学校要认真组织文娱和
体育类活动，促进学生群体的体质健康水平。

社会主义革命和建设时期，党和政府高度重视卫生健康工作，将卫生事
业作为社会福利工作予以推进。政府承担医疗卫生工作主导性角色，以国家
为主要供给主体的医疗卫生服务体系解决了广大人民群众医疗健康诸多问题。
党和政府把医疗卫生事业作为经济社会体系的重要构成，担负起绝大多数的
卫生健康职责，实施统一性配置、计划、管理的政策，完善了城乡卫生机构
建设，建立起了覆盖城乡的卫生健康工作网络，保证了广大人民群众的身体
健康，是对人民卫生健康事业的有益探索和尝试。

五、改革开放和社会主义现代化建设新时期的卫生健康事业

1978 年，党的十一届三中全会作出了实行改革开放的历史性决策，确定把党和国家工作重心转移到经济建设上来，卫生健康事业由此迎来新的发展机遇。为了全国各族人民的生命安全和身体健康，中国共产党团结带领全国人民，解放思想，锐意进取，推进了人民卫生健康事业的全面发展。

多年来，中国坚持"以农村为重点，预防为主，中西医并重，依靠科技与教育，动员全社会参与，为人民健康服务，为社会主义现代化建设服务"的卫生工作方针，努力建设具有中国特色的卫生健康事业，取得了前所未有的成就。主要表现在：覆盖城乡的医疗卫生服务体系基本形成，疾病防治能力不断增强，医疗保障覆盖人口逐步扩大，卫生科技水平日益提高，居民健康水平明显改善。为建立起覆盖城乡居民的基本医疗卫生制度，保障每个居民都能享有安全、有效、方便、价廉的基本医疗卫生服务，中国深入推进医药卫生体制改革，取得了重大成效。一是居民健康状况不断改善。人均期望寿命从 1978 年的 68 岁提高到 2010 年的 74.8 岁。孕产妇死亡率从 2002 年的 51.3/10 万下降到 2011 年的 26.1/10 万。婴儿死亡率从 2002 年的 29.2‰下降到 2011 年的 12.1‰[1]，使联合国千年发展目标的工作进展顺利。二是建立起覆盖城乡的医疗卫生体系。党的十六大以后，与经济社会发展相适应的、覆盖城乡居民的社会保障体系加快建立。2003 年，国务院办公厅转发《关于建立新型农村合作医疗制度的意见》，2007 年，国务院出台《关于开展城镇居

---

[1] 中华人民共和国国务院新闻办公室：《中国的医疗卫生事业》白皮书，《人民日报》，2012 年 12 月 27 日，第 10 版。

民基本医疗保险试点的指导意见》，到 2008 年底，有 8.15 亿农民参加的新型农村合作医疗覆盖全国。到 2012 年，各项医疗保险参保人数超过 13 亿，全民医保基本实现。2009 年、2011 年，国务院先后印发《关于开展新型农村社会养老保险试点的指导意见》和《关于开展城镇居民社会养老保险试点的指导意见》，到 2012 年，基本实现城镇居民社会养老保险全覆盖。三是卫生筹资结构不断优化。2011 年，中国卫生总费用达 24345.91 亿元人民币，同期人均卫生总费用为 1806.95 元人民币，卫生总费用占国内生产总值的比重为 5.1%。按可比价格计算，1978—2011 年，中国卫生总费用年平均增长速度为 11.32%。个人现金卫生支出由 2002 年的 57.7% 下降到 2011 年的 34.8%。四是卫生资源持续发展。截至 2011 年底，全国医疗卫生机构达 95.4 万个（所），与 2003 年比较，医疗卫生机构增加 14.8 万个（所）。执业（助理）医师 246.6 万人，每千人口执业（助理）医师数由 2002 年的 1.5 人增加到 1.8 人[①]。五是医疗卫生服务利用状况显著改善。2011 年，全国医疗机构诊疗人次由 2002 年的 21.5 亿人次增加到 62.7 亿人次，住院人数由 2002 年的 5991 万人增加到 1.5 亿人。中国居民到医疗卫生机构年均就诊 4.6 次，每百居民住院 11.3 人，医院病床使用率为 88.5%，医院出院者平均住院日为 10.3 天。居民看病就医更加方便，人民对医疗卫生的满意度显著提高。

（一）全面深化医药卫生体制改革

改革开放以来，中国卫生事业取得显著发展成就，但与公众健康需求和经济社会协调发展不适应的矛盾还比较突出。特别是随着中国从计划经济体制向市场经济体制的转型，原有医疗保障体系发生很大变化，如何使广大公

[①] 中华人民共和国国务院新闻办公室：《中国的医疗卫生事业》白皮书，《人民日报》，2012 年 12 月 27 日，第 10 版。

众享有更好、更健全的医疗卫生服务，成为中国政府面临的一个重大问题。邓小平指出，一个党，一个国家，一个民族，如果一切从本本出发，思想僵化，迷信盛行，那它就不能前进，它的生机就停止了，就要亡党亡国。[①]1985年4月，国务院批转卫生部《关于卫生工作改革若干政策问题的报告》，指出卫生工作改革要调动各方面的积极性，放宽政策，简政放权，多方集资，把卫生工作搞活。卫生事业逐步适应改革开放新形势，从改革中找出路，从单一的向国家"等、靠、要"转为多渠道、多层次、多形式办医，坚持国家、集体、个人一起上的方针，为卫生事业的发展增添了活力，也方便了群众就医，并在2003年抗击SARS中取得重大胜利后加快推进。胡锦涛指出："坚持公共医疗卫生的公益性质，深化医疗卫生体制改革，强化政府责任，严格监督管理，建设覆盖城乡居民的基本卫生保健制度，为群众提供安全、有效、方便、价廉的公共卫生基本医疗服务。"[②]2009年3月，中共中央、国务院印发《关于深化医药卫生体制改革的意见》，提出实行政事分开、管办分开、医药分开、营利性和非营利性分开，建立健全覆盖城乡居民的基本医疗卫生制度，促进公共医疗卫生事业落实公益性质。4月，国家启动新一轮医改，把基本医疗卫生制度作为公共产品向全民提供，并向城乡居民统一提供疾病预防控制、妇幼保健、健康教育等基本公共卫生服务。城乡基本医疗卫生制度初步建立，卫生应急预案体系进一步健全。中国成功应对了突如其来的SARS、高致病性禽流感、甲型H1N1流感等重大疫情，严重威胁居民的重点传染病、地方病得到有效控制。

从2010年起，在17个国家联系试点城市和37个省级试点地区开展公

①《邓小平文选》（第二卷），人民出版社1983年版，第143页。
②《胡锦涛文选》（第二卷），人民出版社2016年版，第581页。

立医院改革试点，在完善服务体系、创新体制机制、加强内部管理、加快形成多元化办医格局等方面取得积极进展。到 2011 年，城镇职工基本医疗保险、城镇居民基本医疗保险、新型农村合作医疗参保人数超过 13 亿，覆盖面从 2008 年的 87％提高到 2011 年的 95％以上，中国已构建起世界上规模最大的基本医疗保障网。基本药物制度从无到有，初步形成了基本药物遴选、生产供应、使用和医疗保险报销的体系；城乡基层医疗卫生服务体系进一步健全。加大政府投入，完善基层医疗卫生机构经费保障机制，如 2009—2011 年，中央财政投资 471.5 亿元人民币支持基层医疗机构建设发展；基本公共卫生服务均等化水平明显提高，国家免费向全体居民提供国家基本公共卫生服务包。同时，公立医院改革有序推进。

新一轮医改给中国城乡居民带来了极大的获得感。基本公共卫生服务的公平性显著提高，城乡和地区间卫生发展差距逐步缩小，农村和偏远地区医疗服务设施落后、服务能力薄弱的状况明显改善，公众反映较为强烈的"看病难""看病贵"的问题得到缓解，"因病致贫""因病返贫"的现象逐步减少。

（二）大力提高传染病防治与卫生应急能力

新中国成立以来，中国政府坚持"预防为主，防治结合"的方针，不断加大传染病防治力度，通过开展预防接种、健康教育和爱国卫生运动等防控措施，降低了传染病发病率，有效控制了传染病的流行和蔓延，有力保障了广大居民的身体健康和生命安全。

1. 实施国家免疫规划

免疫规划工作是中国卫生事业成效最为显著、影响最为广泛的工作之一。20 世纪 60 年代初，中国通过接种牛痘消灭了天花，较世界卫生组织于 1980 年宣布全球根除天花早了十几年。2000 年，中国实现了无脊髓灰质炎的目标。2002 年，中国决定将新生儿乙肝疫苗纳入国家免疫规划，国家免疫规划由接种 4 种疫苗预防 6 种传染病，扩大到接种 5 种疫苗预防 7 种传染病。2007 年，我国决定实施扩大国家免疫规划，国家免疫规划疫苗增加到 14 种，预防 15 种传染病，免疫规划人群也从儿童扩展到成人。目前多数疫苗可预防传染病的发病已降至历史最低水平。

2. 有效控制重点传染病、地方病

做好卫生预防工作是我们党的一贯主张。江泽民指出："新中国成立以后，在党和政府领导下，实行卫生工作者和广大群众相结合，开展群众性爱国卫生运动，建立了城乡卫生服务网络，消灭或基本控制了严重危害人民健康的一些传染病和地方病，使我国卫生工作面貌发生了历史性变化。"[1]2010 年底，中国存活艾滋病病毒感染者和病人约为 76 万人，远低于将艾滋病病毒感染人数控制在 150 万以内的目标；全国结核患病率降至 66/10 万，提前实现了联合国千年发展目标确定的结核病控制指标；血吸虫病病人约 32.6 万，较 2004 年减少了 61.3%，全国所有血吸虫病流行县实现疫情控制目标。2004 年，启用传染病网络直报系统，实现对 39 种法定传染病病例个案信息和突发公共卫生事件的实时、在线监测。全国 100% 的疾病预防控制机构、98% 的县级及以上医疗机构和 94% 的乡镇卫生院实现了法定传染病网络直报。

3. 持续推进爱国卫生运动的开展

党的十一届三中全会以来，爱国卫生运动进入了一个新的历史时期。爱国卫生运动是中国公众广泛参与、与公众健康密切相关的社会公益事业，迄今已开展几十年。邓小平十分重视爱国卫生运动，他曾强调指出："既要长期坚持下去，因此所采取的办法，就必须能够持久地。"[2]爱国卫生运动坚持预防为主的方针，通过开展除害灭病、健康教育和健康促进、农村改水改厕、

---

[1]《江泽民文选》（第一卷），人民出版社 2006 年版，第 598—599 页。
[2]《邓小平文集（一九四九—一九七四年）》中卷，人民出版社 2014 年版，第 48 页。

国家卫生城镇创建、城乡环境卫生整治等，降低了传染病危害，提高了居民健康水平，形成了爱国卫生人人参与、健康生活人人共享的良好局面。

4. 全面提高卫生应急能力

我国建立了国家、省、地市、县四级应急管理体制，形成了多部门突发公共卫生事件应对协调机制，健全了卫生应急预案体系。组建了传染病控制、医疗救援、中毒处置、核放射处置类等 27 支国家级卫生应急队伍。有效处置了 SARS、甲型 H1N1 流感、鼠疫、人禽流感等突发公共卫生事件，及时开展了四川汶川特大地震、青海玉树地震、甘肃舟曲特大山洪泥石流灾害的紧急医学救援，保护了居民的生命和健康。

5. 重点防治慢性非传染性疾病

伴随中国工业化、城镇化、老龄化进程的加快，居民慢性病患病、死亡呈现持续快速增长趋势。自 2002 年以来，防控逐步由重治疗向防治结合转变，形成了由疾控机构、基层医疗卫生机构、医院和专业防治机构共同构筑的防控工作网络。启动了国家级慢性病综合防控示范区建设，持续开展亿万农民健康促进行动、相约健康社区行、健康素养促进行动、中国健康传播激励计划等，建立起多部门合作、全社会参与的城乡居民健康教育体系。

（三）保护妇女儿童健康权益

中国政府将男女平等作为一项基本国策，一贯高度重视妇女儿童的生存和健康状况，完善妇幼卫生法制与政策，签署多项保护妇女儿童的国际公约，健全妇幼卫生服务体系，实施妇幼公共卫生服务项目，着力提高妇幼卫生服务的公平性和可及性，促使广大妇女儿童健康权益得到有效保护。一是完善妇幼卫生法制和政策。1994 年 10 月，全国人大常委会审议通过《中华人民共和国母婴保健法》，标志着妇幼卫生工作进入法制化管理阶段。自 20世纪 90 年代以来，中国政府制定实施了《中国妇女发展纲要（1995—2000

年)》《中国妇女发展纲要（2001—2010年）》等，把妇女儿童健康纳入国民经济和社会发展规划，作为优先发展的领域之一。二是健全妇幼卫生服务体系。中国妇幼卫生体系以妇幼保健专业机构为核心，以城乡基层医疗卫生机构为基础，以大中型综合医疗机构和相关科研教学机构为技术支持，为妇女儿童提供全方位的医疗保健服务。三是开展妇女生殖保健服务。积极推广婚前和孕前保健，普及优生优育、生殖健康科学知识，深入开展孕产期保健。同时，开展妇女病普查普治、青春期保健和更老年期保健等，为广大妇女提供全生命周期服务。四是开展儿童保健服务。加强新生儿保健，规范新生儿访视服务。如关注和重视留守儿童、流动儿童、伤残儿童等特殊儿童群体的身心健康。

（四）高度重视中医药发展

中医药在中国有着悠久的历史，是中华民族在生产、生活实践以及治疗疾病过程中形成和发展的医学科学，是中华民族智慧的结晶，为中华民族繁衍昌盛作出了重要贡献。中医药在治疗常见病、多发病和疑难病等方面独具特色和优势，在治疗传染性疾病方面也有良好效果，并因其费用低、疗效好、副作用小等特点，深受中国公众喜爱，在医疗卫生保健中发挥着不可替代的重要作用。中国政府一贯积极扶持和促进中医药事业的发展，如建立覆盖城乡的中医医疗服务体系；形成独具特色的中医药人才培养体系，截至2011年，全国共有高等中医药、民族医药院校46所，高等教育中医药类在校生人数55.3万人，卫生机构中医类别执业（助理）医师29.4万人，中药师（士）9.7万人；推进中医药现代化，积极利用现代科学技术，推进中医药的理论和技术创新，在中医基础理论、临床诊疗、中药技术等领域取得重要成果。推进中药产业化，中药产业规模、技术水平大幅提高；积极开展国际交流合作，截至 2012 年，全球已有 70 多个国家与中国签订了包含中医药内容的政府协议或专门的中医药合作协议，中医药对外医疗、教育、科技合作不断扩大，已传播到世界上 160 多个国家和地区。

（五）持续关注人民心理健康

1978 年，世界卫生组织和联合国儿童基金会通过的《阿拉木图宣言》对健康作出了定义，指出健康不是只停留在没有疾病的层次，而是包括了身体与精神的健康幸福。改革开放以来，经济快速发展、社会巨大变化对国民心理产生了重要影响，而国民心理健康状况又深刻影响经济发展和社会和谐。在我国工业化、现代化快速推进过程中，一些人在应对多样化的社会价值观念、复杂的社会关系变化等方面明显心理准备不足，心理健康问题日益突显，极端情绪引发的突发事件时有发生，对经济发展和社会和谐产生了负面影响。2002 年，民政部、卫生部、中国残疾人联合会、公安部等多部门联合出台了《中国精神卫生工作规划（2002—2010 年）》，强调做好精神健康工作对于实现社会和谐稳定、促进人民群众身心健康、保障社会经济发展有着重要意义，实现了精神卫生体系架构从无到有的飞跃。2004 年，国务院办公厅转发了《关于进一步加强精神卫生工作的指导意见》，突出强调精神卫生已经成为我国较为突出的社会问题和公共卫生问题。因此，要做好精神疾病的防治、预防工作，尽可能减少各类不良心理行为的发生概率，从而促进我国经济社会全面、协调、持续发展。2005 年，国家卫生部出台《关于开展世界精神卫生日主题宣传活动的通知》，进一步把精神健康提升至建设社会主义和谐社会的新高度，强调人民精神健康和享有精神卫生服务的水平是衡量国家文明程度、社会稳定的重要标志之一，对社会和谐发展有着直接性影响。随着人民生活物质水平的提升，国家对精神卫生的重视也逐渐提升，发布了一系列相关政策。2009 年 3 月 17 日，国务院发布《关于深化医药卫生体制改革的意见》，提出建立健全疾病预防控制、健康教育、精神卫生、应急救治等专业公共卫生服务网络。精神卫生既是全球性的重大公共卫生问题，也是较为严重的社会问题。为发展精神卫生事业，规范精神卫生服务，维护精神障碍患者的合法权益，2012年10月26日公布了《中华人民共和国精神卫生法》，该部法律对促进我国精神卫生事业的快速发展，规范和保障精神卫生工作，并有针对性地解决精神卫生工作中存在的突出问题，维护心理健康等起到重要的促进和保障作用。

（六）大力开展卫生国际合作

长期以来，中国积极参与全球卫生事务，广泛开展卫生领域的政府间、民间的多边及双边合作交流，积极参加国际社会、国际组织倡导的重大卫生行动。高度重视对发展中国家开展卫生国际合作和提供援助。如2003年以来，以中国—东盟传染病防控领域的合作为开端，加快推进区域卫生合作进程；2004年，印度洋地震和海啸在东南亚和南亚地区造成重大人员伤亡，中国及时派出卫生救援队赴泰国、斯里兰卡、印度尼西亚开展救援，并通过世界卫生组织向受灾国家捐助医疗仪器设备和美元现汇。截至2011年，中国政府已先后向73个国家派遣了医疗队，共帮助52个国家建成100所医院和医疗中心等，展示了"爱和平、负责任"的中国形象。

一路走来，中国共产党立足国情，放眼世界，积极部署各项卫生健康工作，从千方百计维护军民健康，到保障人民看得上病，到基本医疗卫生服务和医保全覆盖，再到把人民健康放在优先发展的战略位置，高度重视人民健康福祉，开展了卓有成效的卫生健康工作实践与探索，为推进健康中国建设打下了坚实基础。

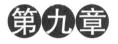

共建共享健康中国

　　健康是促进人的全面发展的必然要求，是经济社会发展的基础条件，是民族昌盛和国家富强的重要标志，也是广大人民群众的共同追求。党的十八大以来，以习近平同志为核心的党中央高度重视维护人民健康，提出大力实施健康中国战略，着力铺设一条以人民为中心的健康中国之路，全方位全周期维护人民健康，促进人的全面发展和社会全面进步，人民卫生健康事业步入了发展的"快车道"，迈入了健康中国新时代，取得了彪炳史册的伟大成就，积累了十分宝贵的经验，展现出了昂首向健康中国阔步前行的光明前景，必将为全面建设社会主义现代化国家、实现中华民族伟大复兴中国梦提供有力健康支撑。

一、人民卫生健康事业进入新时代

党的十八大以来，以习近平同志为核心的党中央紧紧抓住中国社会主要矛盾深刻变化这一时代变革的基本动力和显著标识，牢牢把握新发展阶段的内在要求，积极回应人民群众对卫生健康事业的关切，不断满足人民群众对卫生健康事业的新需求，提出并稳步推进健康中国建设。2015 年，党的十八届五中全会首次提出推进健康中国建设。2016 年，党中央、国务院隆重召开新世纪第一次全国卫生与健康大会，提出了新时期“以基层为重点，以改革创新为动力，预防为主，中西医并重，将健康融入所有政策，人民共建共享”的方针；同年 10 月，颁布实施《“健康中国 2030”规划纲要》，明确了行动纲领。党的十九大确立了“两个一百年”的奋斗目标，提出实施健康中国战略。2019 年 7 月，国务院印发了《关于实施健康中国行动的意见》，健康中国行动推进委员会印发的《健康中国行动（2019—2030 年）》，进一步明确了健康中国行动的时间表和路线图。党的十九届五中全会提出“全面推进健康中国建设”，明确了 2035 年建成健康中国的远景目标，引领人民卫生健康事业进入新时代。

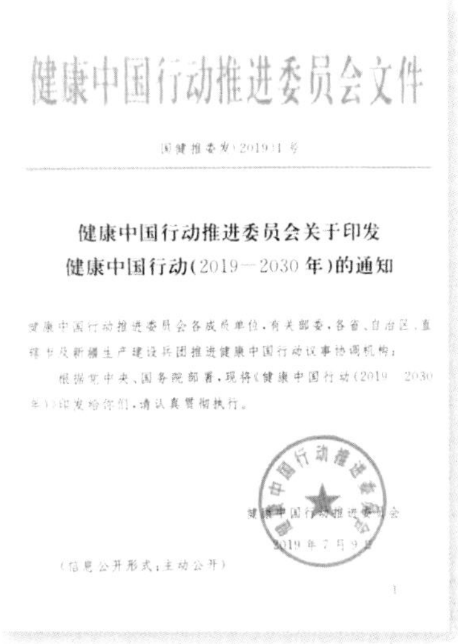
健康中国行动推进委员会文件

国健推委发〔2019〕1 号

健康中国行动推进委员会关于印发
健康中国行动（2019—2030 年）的通知

健康中国行动推进委员会各成员单位，有关部委，各省、自治区、直辖市及新疆生产建设兵团推进健康中国行动议事协调机构：

根据党中央、国务院部署，现将《健康中国行动（2019—2030 年）》印发给你们，请认真贯彻执行。

健康中国行动推进委员会
2019 年 7 月 9 日

（信息公开形式：主动公开）

1

图 9-1 健康中国行动推进委员会关于印发健康中国行动（2019—2030 年）的通知

（一）解决新时代我国社会主要矛盾对健康中国建设提出了新要求

习近平总书记在党的十九大报告中明确指出："中国特色社会主义进入新时代，我国社会主要矛盾已经转化为人民日益增长的美好生活需要和不平衡不充分的发展之间的矛盾。"实施健康中国战略，就是要坚持问题和需求双导向，最大限度降低健康危险因素，全面提升医疗卫生发展水平。当今世界，工业化、城镇化、人口老龄化以及疾病谱、生态环境和生活方式不断变化，我国仍然面临多重疾病威胁并存、多种健康影响因素交织的复杂局面，医疗卫生服务体系与人民群众健康需求之间还存在较大差距，健康领域发展与经济社会发展的协调性有待增强，需要从国家战略层面统筹解决关系健康的重大和长远问题。同时，医学领域面临着新的革命性突破，生命科学、基因技术、精准医学、转化医学方兴未艾，互联网＋、人工智能等新技术手段层出不穷，唯有顺应潮流，才能引领时代。为此，必须积极回应时代发展的新课题，坚持中国特色卫生与健康发展道路，坚定不移实施健康中国战略，着力解决卫生健康领域发展不平衡不充分的问题。

（二）坚持和完善新时代中国特色社会主义制度对健康中国建设提出了新要求

社会主义制度有利于整合资源，上下联动，集中力量办大事。健康中国战略正是从宏观布局、从改革发力、从体制突破的积极探索，体现了社会主义制度的优越性。在这次抗击新冠肺炎疫情的斗争中，我们党所具有的无比坚强的领导力，是风雨来袭时中国人民最可靠的主心骨。我国社会主义制度具有的非凡组织动员能力、统筹协调能力、贯彻执行能力，有力彰显了我国国家制度和国家治理体系的优越性。中国特色社会主义制度所具有的显著优势，中国特色基本医疗卫生制度，特别是政府主导、公益性主导、公立医院主导的医疗救治体系成为应对重大疫情的重要保障。只要我们坚持和完善中国特色社会主义制度、推进国家治理体系和治理能力现代化，善于运用制度力量应对风险挑战冲击，就一定能够经受住各种风险考验，不断创造新的历史伟业。

（三）实现新时代"两个一百年"奋斗目标对健康中国建设提出了新要求

当今世界，健康已经处于世界发展议程的中心位置，成为衡量经济社会发展和人民幸福的综合标尺。实施健康中国战略，是为全民健康绘制的一幅崭新蓝图。建设健康中国，这是中国共产党谋定发展大势、践行执政为民的郑重承诺，也是中华人民共和国迈向广阔未来、实现伟大复兴梦想的崭新征程。习近平总书记在全国卫生与健康大会上强调，"没有全民健康，就没有全面小康。"2020 年 6 月 2 日，习近平总书记在主持召开专家学者座谈会时指出："在实现'两个一百年'奋斗目标的历史进程中，发展卫生健康事业始终处于基础性地位，同国家整体战略紧密衔接，发挥着重要支撑作用。"全面建成小康社会，是"两个一百年"奋斗目标的第一个百年奋斗目标。在收官阶段，原本就要面对国内外的复杂形势和艰巨任务，突如其来的新冠肺炎疫情冲击，更是增加爬坡过坎的难度，也突显了全面健康对全面小康的基础性价值。党的十九届五中全会进一步将健康中国继续纳入开启全面建设社会主义现代化国家新征程、向第二个百年奋斗目标进军的战略部署中，近期作为"十四五"时期改善人民生活品质、提高社会建设水平的重要途径，中长期作为 2035 年远景目标的努力方向。从全面建成小康社会到基本实现现代化，再到全面建成社会主义现代化强国，健康中国战略将在每一个阶段与整体战略紧密衔接，发挥重要支撑作用。

（四）践行新时代新发展理念对健康中国建设提出了新要求

创新、协调、绿色、开放、共享的发展理念，是管全局、管根本、管长远的导向，具有战略性、纲领性、引领性。创新发展注重的是解决发展动力问题，协调发展注重的是解决发展不平衡问题，绿色发展注重的是解决人与自然和谐问题，开放发展注重的是解决发展内外联动问题，共享发展注重的是解决社会公平正义问题。发展理念是发展行动的先导，发展理念对不对，从根本上决定着发展的成效乃至成败。创新、协调、绿色、开放、共享的发展理念，深刻揭示了实现更高质量、更有效率、更加公平、更可持续发展的必由之路。健康中国涉及健康社会、健康环境、健康产业、健康人群等多个方面，推进健康中国建设，创新永无止境、协调不可或缺、绿色是永续之本、开放是必由之路、共享是根本目的。推进健康中国建设，需要以创新、协调、绿色、开放、共享发展理念为指导，从大健康、大卫生、大医学的高度，将健康战略融入经济社会发展之中，促进和保障全民的健康幸福。

（五）推动新时代经济高质量发展对健康中国建设提出了新要求

高质量发展是现代化经济体系的本质特征，也是供给侧结构性改革的根本目标。经济发展从根本上说是生产力发展的结果，生产力诸要素中最重要的要素是具有一定体力、智力和劳动技能的人，人的健康与智能对生产力的发展起着决定性的作用，也就是说人群健康水平的提高必将对社会经济的发展起到推动作用。实施健康中国战略，持续提高劳动者健康素质，有利于新时代中国特色社会主义经济发展实现从劳动力要素驱动向人力资本驱动的转变，释放更多"健康红利"。面对当今世界正经历百年未有之大变局，我国政府明确提出"加快构建以国内大循环为主体、国内国际双循环相互促进的新发展格局"。大健康产业作为我国国民经济中的新兴产业，正在释放巨大发展潜力，必将成为双循环新格局构建中的新动能。同时，培育发展健康产业还可以拉动投资、吸纳就业、带动产业升级，促进经济协调健康发展。

（六）满足新时代人民对美好生活需要对健康中国建设提出了新要求

"人民对美好生活的向往，就是我们的奋斗目标"。这是习近平总书记在十八届中央政治局常委同中外记者见面时对全国人民的庄严承诺。健康是人民最具普遍意义的美好生活需要。2021年3月23日，习近平总书记在福建考察时指出，"健康是幸福生活最重要的指标，健康是1，其他是后面的0，没有1，再多的0也没有意义。""现代化最重要的指标还是人民健康，这是人

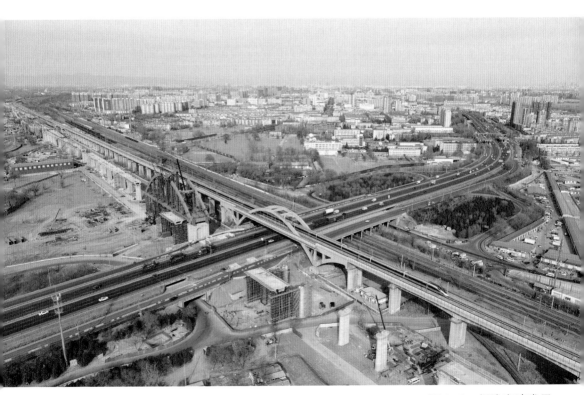

图9-2　经济高速发展

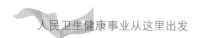

民幸福生活的基础。把这件事抓牢，人民至上、生命至上应该是全党全社会必须牢牢树立的一个理念。"随着人民生活水平从小康向富裕过渡以及健康意识的不断增强，人们更加追求生活质量、关注健康安全，不仅要求看得上病、看得起病、看得好病，更希望不得病、少得病、晚得病，看病更舒心、服务更体贴、疗效更显著，这必然带来层次更高、覆盖范围更广的全民健康需求。

二、发展人民卫生健康事业的根本遵循

党的十八大以来，习近平总书记创造性地把马克思主义基本原理与新时代卫生健康工作实际相结合，提出一系列新理念、新思想、新要求，对我国卫生健康事业的重大理论与实践问题展开了科学分析和系统阐释，形成了完善的关于发展人民卫生健康事业的理论观点和逻辑体系，构成了新时代我国卫生健康事业的行动纲领，为全面建设健康中国指明了方向和路径。尤其是习近平总书记在全国卫生与健康大会上，明确了"以基层为重点，以改革创新为动力，预防为主，中西医并重，将健康融入所有政策，人民共建共享"的新时期卫生与健康工作方针。这是在深入总结历史经验，科学分析保障国民健康面临的形势基础上提出的，是习近平新时代中国特色社会主义思想在卫生健康领域的凝练和体现。它深刻回答了新时代怎样发展卫生健康事业、怎样建设健康中国的重大问题，是卫生健康事业改革发展的根本遵循。

（一）把保障人民健康放在优先发展的战略位置

把保障人民健康放在优先发展的战略位置是我们党的根本宗旨在卫生健康领域的充分体现。经济社会发展水平决定了卫生健康事业发展的规模和速度，从而也影响着人民群众的健康水平。但是更要看到，健康对于经济社会发展具有的决定性作用。一方面，社会发展需要高质量的劳动力，而健康是衡量劳动力质量的重要标准，健康是经济社会高质量发展的基础；另一方面，卫生健康问题对于经济社会发展影响巨大，诸如 SARS、新冠肺炎疫情等公共卫生事件造成的经济发展停滞甚至倒退，就充分说明了这点。把保障人民健康放在优先发展的战略位置，既是"以人民为中心"的具体体现，更是经济社会发展的必然规律，即经济社会发展的最终目标是促进人的健康发展。2016 年 8 月 19 日，习近平总书记在全国卫生与健康大会上指出："要把人民健康放在优先发展的战略地位，以普及健康生活、优化健康服务、完善健康保障、建设健康环境、发展健康产业为重点，加快推进健康中国建设，努力全方位、全周期保障人民健康，为实现'两个一百年'奋斗目标、实现中华民族伟大复兴的中国梦打下坚实健康基础。"2020 年 9 月 22 日，习近平总书记在主持召开教育文化卫生体育领域专家代表座谈会时指出："要把人民健康放在优先发展战略地位，努力全方位全周期保障人民健康，加快建立完善制度体系，保障公共卫生安全，加快形成有利于健康的生活方式、生产方式、经济社会发展模式和治理模式，实现健康和经济社会良性协调发展。"2021 年 3 月 6 日，习近平总书记在看望参加全国政协十三届四次会议的医药卫生界、教育界委员时指出："要把保障人民健康放在优先发展的战略位置，坚持基本医疗卫生事业的公益性，聚焦影响人民健康的重大疾病和主要问题，加快实施健康中国行动，织牢国家公共卫生防护网，推动公立医院高质量发展，为人民提供全方位全周期健康服务。"因此，强调健康优先，不是不重视经济发展，更不是让经济发展为健康让路，而是实现经济社会高质量发展的基础。正确理解健康与经济社会发展的关系，明确健康与经济社会发展相互依存、相互促进非常重要。

（二）以基层为重点

基层卫生健康工作直接面向群众，是满足人民健康需求的第一道防线，是党密切联系群众的"桥梁"和"纽带"。以基层为重点，就是要推进分级诊疗体系建设，推动医疗卫生工作重心下移和医疗资源下沉，促进优质医疗资源扩容和均衡布局，推进区域医疗中心建设，积极建设医联体，不断提升基层医疗卫生能力，加快发展"互联网＋医疗健康"，不断提升县域医疗服务能力，巩固拓展健康扶贫成果同乡村振兴有效衔接，逐步缩小城乡、地区、人群间基本医疗卫生服务和健康水平差距。党的十八大以来，在党中央、国务院和各级党委、政府的高度重视下，我国基层卫生健康事业蓬勃发展，各项工作取得了令人瞩目的成就。进入新时期以来，人民群众对优质、高效、便捷的医疗卫生和健康服务需求不断提高，对基层卫生健康工作提出了更高的要求。党和政府迫切需要直面当前基层卫生工作存在的发展不平衡、不充分等问题挑战，秉持以基层为重点的新时期卫生健康工作方针，以提升基层卫生健康服务能力和激发运行活力为重点，不断加强基层卫生健康服务体系建设，保障基层卫生健康事业高质量发展，为推进健康中国建设打下更加坚实的基础。2017 年 10 月 18 日，习近平总书记在十九大报告中强调："加强基层医疗卫生服务体系和全科医生队伍建设。"2018 年 11 月，习近平总书记在上海考察时指出："要坚持以人民为中心的发展思想，坚持共建共治共享，坚持重心下移、力量下沉，着力解决好人民群众关心的就业、教育、医疗、养老等突出问题，不断提高基本公共服务水平和质量，让群众有更多获得感、幸福感、安全感。"2020 年 3 月 6 日，习近平总书记在看望参加全国政协十三届四次会议的医药卫生界、教育界委员时强调："要加大公立医疗卫生机构建设力度，推进县域医共体建设，改善基层基础设施条件，落实乡村医生待遇，提高基层防病治病和健康管理能力。"2020 年 3 月 10 日，习近平总书记在湖北省武汉市考察新冠肺炎疫情防控工作时的讲话中强调："要充分发挥社区在疫情防控中的重要作用，充分发挥基层党组织战斗堡垒作用和党员先锋模范作用，防控力量要向社区下沉，加强社区防控措施的落实，使所有社区成为疫情防控的坚强堡垒。""要改善农村医疗卫生条件，加强农村医务人员和基层干部培训，提供必要的防护物资。"因此，要以"县级强、乡级活、村级稳、上下联、信息通"为主线，以提升能力和激发活力为重点，深入实施基层卫生健康综合改革，加强健康乡村建设，持续推进基本公共卫生服务均等化，推动基层卫生健康事业高质量发展，实现群众感受度和满意度明显提升。

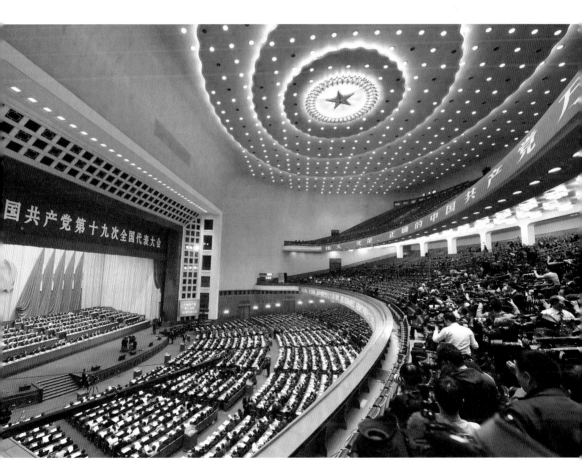

图9-3　党的十九大会议召开

（三）以改革创新为动力

改革创新是高质量发展的动力源泉，改的是体制机制，创的是活力能力，不仅是从国家层面推进经济社会发展的基本遵循，而且对于加快推进健康中国建设、持续提升人民健康水平同样具有重要指导意义。改革是解决中国现实问题的根本途径。特别是在我们这样一个 14 多亿人口的大国，要满足全国人民的医疗卫生与健康需求，不以改革的方式、不用创新的模式是根本无法实现的。以改革创新为动力，就是要全力推进卫生健康领域理论创新、制度创新、管理创新、技术创新，促进卫生健康治理体系和治理能力现代化。新一轮医药卫生体制改革实施以来，我国基本医疗卫生制度加快健全，人民健康状况和基本医疗卫生服务的公平性、可及性持续改善。2016 年 8 月 19 日，习近平总书记在全国卫生与健康大会上指出："要把医药卫生体制改革纳入全面深化改革中同部署、同要求、同考核，支持地方因地制宜、差别化探索。""要着力推进基本医疗卫生制度建设，努力在分级诊疗制度、现代医院管理制度、全民医保制度、药品供应保障制度、综合监管制度 5 项基本医疗卫生制度建设上取得突破。"2017 年 10 月 18 日，习近平总书记在党的十九大报告中指出："深化医药卫生体制改革，全面建立中国特色基本医疗卫生制度、医疗保障制度和优质高效的医疗卫生服务体系，健全现代医院管理制度。加强基层医疗卫生服务体系和全科医生队伍建设。全面取消以药养医，健全药品供应保障制度。"2020 年 9 月 22 日，习近平总书记在主持召开教育文化卫生体育领域专家代表座谈会时强调："要深化医疗卫生体制改革，加快健全分级诊疗制度、现代医院管理制度、全民医保制度、药品供应保障制度、综合监管制度，合理制定并落实公立医疗卫生机构人员编制标准并建立动态核增机制。"我们必须清醒地认识到，在医改这道世界性难题面前，中国这个发展中人口大国面临的难度和挑战远远大于许多发达国家。改革之难，超乎想象，但矛盾越大、问题越多，越要攻坚克难、勇往直前，敢于啃硬骨头，敢于涉险滩，敢于向积存多年的顽瘴痼疾开刀，坚决打赢全面深化医药卫生体制改革这场攻坚战。因此，要深入实施健康中国战略，因地制宜推广三明市医改的经验，强化改革系统联动，促进优质医疗资源均衡布局，统筹疫情防控与公共卫生体系建设，继续着力推动把以治病为中心转变为以人民健康为中心，着力解决看病难、看病贵的问题。

科技创新是建设创新型国家、引领卫生健康事业高质量发展的原动力。纵观人类发展史，人类同疾病较量最有力的武器就是科学技术。正是由于科技的进步，种种不治之症才一个又一个被攻克、被战胜，人类在疾病面前越来越自信从容，平均寿命不断延长，生命质量不断提高。2020 年 3 月 2 日，习近平总书记在北京考察新冠肺炎防控科研攻关工作时强调："希望广大科技工作者勇担责任、尽锐出战，尽快攻克疫情防控的重点难点问题，为打赢疫情防控人民战争、总体战、阻击战提供强大科技支撑。""我一直强调，科学技术是人类同疾病斗争的锐利武器，人类战胜大灾大疫离不开科学发展和技术创新。"2020 年 6 月 2 日，习近平总书记在主持召开专家学者座谈会时指出："要加大卫生健康领域科技投入，加快完善平战结合的疫病防控和公共卫生科研攻关体系，集中力量开展核心技术攻关，持续加大重大疫病防治经费投入，加快补齐我国在生命科学、生物技术、医药卫生、医疗设备等领域的短板。"2020 年 9 月 8 日，在全国抗击新冠肺炎疫情表彰大会上，习近平总书记指出："面对前所未知的新型传染性疾病，我们秉持科学精神、科学态度，把遵循科学规律贯穿到决策指挥、病患治疗、技术攻关、社会治理各方面全过程。"2021 年 5 月 28 日，习近平总书记在两院院士大会中国科协第十次全国代表大会上指出："科技界为党和政府科学应对疫情提供了科技和决策支撑。成功分离出世界上首个新冠病毒毒株，完成病毒基因组测序，开发一批临床救治药物、检测设备和试剂，研发应用多款疫苗，科技在控制传染、病毒溯源、疾病救治、疫苗和药物研发、复工复产等方面提供了有力支撑，打了一场成功的科技抗疫战。"习近平总书记强调："我国广大科技工作者要以与时俱进的精神、革故鼎新的勇气、坚忍不拔的定力，面向世界科技前沿、面向经济主战场、面向国家重大需求、面向人民生命健康，把握大势、抢占先机，直面问题、迎难而上，肩负起时代赋予的重任，努力实现高水平科技自立自强！"现在，筑牢人民健康的堤坝比过去任何时候都更加需要科学技术的支撑，更加需要增强创新这个第一动力。历史和现实都充分证明，卫生健康事业发展必须依靠科技创新的引领和推动，保障人类健康离不开科学发展和技术创新。

（四）预防为主

把预防为主摆在更加突出的位置是新时代卫生与健康事业的根本要求，其最核心的健康管理理念就是"治未病"，进行"未病先防，预防前移"。预防为主，就是要深入实施健康中国行动，提高全方位全周期健康服务水平和健康治理能力，加强重大传染病、地方病和慢性病综合防控，深入开展爱国卫生运动，提升健康教育水平，最大程度降低群众发病水平。在对健康的贡献率中，其实医疗卫生服务仅占8%，而我们常常忽略的个人生活方式却占据了60%，直接影响着一个人的健康状况。联合国世卫组织提供的数据表明，1元钱的预防投入，可节省8.59元的医疗支出，更可节省近百元的重症抢救费用。从影响健康因素的前端入手，把预防为主的理念落到实处，是健康中国行动的一大亮点。2016年8月19日，习近平总书记在全国卫生与健康大会上指出："要坚定不移贯彻预防为主方针，坚持防治结合、联防联控、群防群控，努力为人民群众提供全生命周期的卫生与健康服务。要重视重大疾病防控，优化防治策略，最大程度减少人群患病。"2020年2月14日，习近平总书记在主持召开中央全面深化改革委员会第十二次会议时指出："预防是最经济最有效的健康策略。要坚决贯彻预防为主的卫生与健康工作方针，坚持常备不懈，将预防关口前移，避免小病酿成大疫。"2020年2月23日，习近平总书记在统筹推进新冠肺炎疫情防控和经济社会发展工作部署会议上指出："要坚持预防为主的卫生与健康工作方针，大力开展爱国卫生运动，加强公共卫生队伍建设和基层防控能力建设，推动医防结合，真正把问题解决在萌芽之时、成灾之前。"2021年3月6日，习近平总书记在看望参加全国政协十三届四次会议的医药卫生界、教育界委员时指出："这次抗击新冠肺炎疫情的实践再次证明，预防是最经济最有效的健康策略。要总结经验、吸取教训，在做好常态化疫情防控的同时，立足更精准更有效地防，推动预防关口前移，改革完善疾病预防控制体系，完善公共卫生重大风险评估、研判、决策机制，创新医防协同机制，健全联防联控机制和重大疫情救治机制，增强早期监测预警能力、快速检测能力、应急处置能力、综合救治能力，深入开展爱国卫生运动，从源头上预防和控制重大疾病。"因此，加快推动从以治病为中心转变为以人民健康为中心，彰显预防是最经济最有效的健康策略，可以让健康更简单。坚定不移贯彻预防为主方针，健全预防为主的制度体系并强化实施，使群众不生病、少生病，就能不断提升人民群众的获得感、幸福感、安全感。

【阅读拓展】

钟南山：大医大爱　抗疫先锋

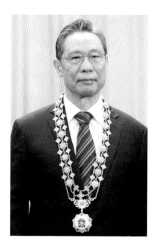

图9-4　钟南山

在抗击新冠肺炎疫情中，钟南山勇挑重担，始终冲在第一线，用大医大爱、仁心仁术守护着人民的生命健康。

很多人不会忘记一张钟南山坐高铁赴武汉的照片。那天晚上，他紧急奔赴第一线，被临时安顿在餐车里，一脸倦容，眉头紧锁，闭目养神，身前是一摞刚刚翻看过的文件……两天之后，作为国家卫健委高级别专家组组长，钟南山告知公众新冠肺炎存在"人传人"现象。经过调研，他很快提出"早关注、早部署、早启动、早落实"的策略，为遏制新冠肺炎疫情蔓延赢得了宝贵时间。

疫情期间，钟南山带领广州医科大学附属第一医院团队，收治了广州大量新冠肺炎重症患者。他主持了《新型冠状病毒肺炎诊疗方案》第二版至第八版的撰写与修订；利用远程网络会议系统，牵头对湖北武汉、荆州等地的危重急症、重症病例进行远程会诊24场，超过55例次，指导临床诊疗工作，提高了危重病例救治的成功率。

最近，钟南山领衔的研究团队又有新成果：通过对接种国产疫苗患者与未接种患者的对比，发现国产灭活疫苗对德尔塔毒株有保护作用，总体保护率接近 60%，对中度症状保护率为 70%，对重症病人的保护率则达到了 100%。这项研究成果，坚定了人们对国产灭活疫苗的信心，传递了抗击疫情的坚定信念。

面对新冠肺炎疫情和不断变异的毒株，钟南山坚持用科技的力量来治病救人。他带领团队一边进行临床救治，一边开展科研攻关。从临床样本、粪便及尿液中分离出活毒株；开展首个全国范围的新冠临床特征研究；开展新冠病毒感染动物模型研究；开展中医药防治新冠病毒肺炎研究；成功研发出新型冠状病毒 IgM 抗体快速检测试剂盒；开发出人工智能应用与预测模型构建……这些研究为临床准确认识和科学诊治新冠肺炎提供重要依据。

疫情防控期间，他和团队牵头开展新冠肺炎应急临床试验项目 41 项，并在《新英格兰医学杂志》等国际知名学术期刊上发表 SCI 文章 50 余篇，牵头完成新冠肺炎相关疾病指南 3 项、相关论著 2 部。他先后参与了 40 多场国际远程连线，与来自美国、法国、德国等 20 个国家的医学专家交流探讨，为全球抗击新冠肺炎疫情贡献"中国方案"，为共同构建人类卫生健康共同体作出积极贡献。

如今，八旬高龄的钟南山仍然奋战在一线。他说："目前全球疫情还比较严重，我们在科研、防治上都要做更多的努力，为抗击疫情贡献更大的力量。"

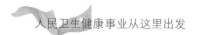

（五）中西医并重

中西医并重是我国基本卫生工作方针，也是我国医药卫生事业的显著特征和优势。坚持中西医并重方针，就是要始终把中医药与西医药摆在同等重要的位置，使中医与西医发挥各自优势，相互取长补短，共同为维护和增进人民健康发挥积极作用。中医药学凝聚着深邃的哲学智慧和中华民族几千年的健康养生理念及其实践经验，是中国古代科学的瑰宝，也是打开中华文明宝库的钥匙。近年来，中医药发展成就卓著，但也面临基础薄弱、传承不足等问题。习近平总书记及时为中医药发展"把脉""开方"，更为新时代传承创新发展中医药事业指明方向。2015 年 12 月 18 日，习近平总书记在致中国中医科学院成立 60 周年的贺信中指出："当前，中医药振兴发展迎来天时、地利、人和的大好时机，希望广大中医药工作者增强民族自信，勇攀医学高峰，深入发掘中医药宝库中的精华，充分发挥中医药的独特优势，推进中医药现代化，推动中医药走向世界，切实把中医药这一祖先留给我们的宝贵财富继承好、发展好、利用好，在建设健康中国、实现中国梦的伟大征程中谱写新的篇章。"2016 年 2 月 3 日，习近平总书记在江西南昌考察时指出："中医药是中华民族的瑰宝，一定要保护好、发掘好、发展好、传承好。"2016 年 8 月 19 日，习近平总书记在全国卫生与健康大会上指出："我们要把老祖宗留给我们的中医药宝库保护好、传承好、发展好，坚持古为今用，努力实现中医药健康养生文化的创造性转化、创新性发展，使之与现代健康理念相融相通，服务于人民健康。"2018 年 10 月 22 日，习近平总书记在广东珠海横琴新区粤澳合作中医药科技产业园考察时指出："中医药学是中华文明的瑰宝。要深入发掘中医药宝库中的精华，推进产学研一体化，推进中医药产业化、现代化，让中医药走向世界。"2019 年，习近平总书记对中医药工作作出重要指示："要遵循中医药发展规律，传承精华，守正创新，加快推进中医药现代化、产业化，坚持中西医并重，推动中医药和西医药相互补充、协调发展，推动中医药事业和产业高质量发展，推动中医药走向世界，充分发挥中医药防病治病的独特优势和作用，为建设健康中国、实现中华民族伟大复兴的中国梦贡献力量。"2021年3月6日，习近平总书记在看望参加全国政协十三届四次会议的医药卫生界、教育界委员时指出："要做好中医药守正创新、传承发展工作，建立符合中医药特点的服务体系、服务模式、管理模式、人才培养模式，使传统中医药发扬光大。要科学总结和评估中西药在治疗新冠肺炎方面的效果，用科学的方法说明中药在治疗新冠肺炎中的疗效。"2021年5月12日，习近平总书记在河南南阳调研时指出："要做好守正创新、传承发展工作，积极推进中医药科研和创新，注重用现代科学解读中医药学原理，推动传统中医药和现代科学相结合、相促进，推动中西医药相互补充、协调发展，为人民群众提供更加优质的健康服务。"

（六）将健康融入所有政策，人民共建共享

推进健康中国建设，保障全民健康是一个复杂的系统工程，既要靠医疗卫生部门努力，也要靠社会各部门协同配合。健康是国家和社会可持续发展的宝贵资源，健康的考量理应成为各部门制定公共政策的重要前提。工业、农业、交通、税务、教育等部门制定的政策，都会对人民健康产生深刻影响。将健康融入所有政策，人民共建共享，就是要更加强调政府统筹协调的责任，调动全社会参与的积极性，促进卫生健康服务更加公平可及。2016年8月19日，习近平总书记在全国卫生与健康大会上指出："要按照绿色发展理念，实行最严格的生态环境保护制度，建立健全环境与健康监测、调查、风险评估制度，重点抓好空气、土壤、水污染的防治，加快推进国土绿化，切实解决影响人民群众健康的突出环境问题。"2020年5月24日，习近平总书记参加十三届全国人大三次会议湖北代表团审议时指出："新时代开展爱国卫生运

动，要坚持预防为主，创新方式方法，推进城乡环境整治，完善公共卫生设施，大力开展健康知识普及，倡导文明健康、绿色环保的生活方式，把全生命周期管理理念贯穿城市规划、建设、管理全过程各环节，加快建设适应城镇化快速发展、城市人口密集集中特点的公共卫生体系，深入持久开展农村人居环境整治。"2020 年 6 月 2 日，习近平总书记在主持召开专家学者座谈会时指出："爱国卫生运动是我们党把群众路线运用于卫生防病工作的成功实践。要总结新冠肺炎疫情防控斗争经验，丰富爱国卫生工作内涵，创新方式方法，推动从环境卫生治理向全面社会健康管理转变，解决好关系人民健康的全局性、长期性问题。""要全面改善人居环境，加强公共卫生环境基础

图 9-5　干净整洁的美丽乡村

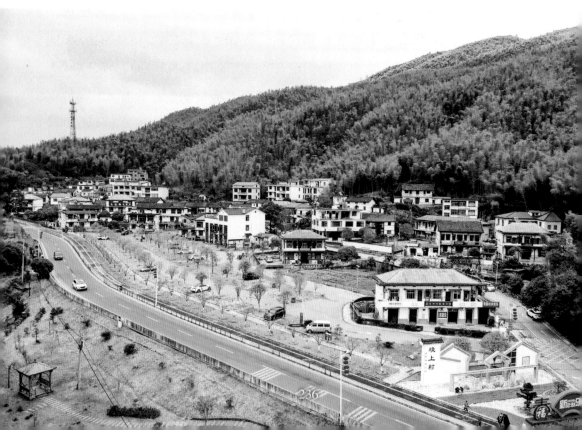

设施建设，推进城乡环境卫生整治，推进卫生城镇创建。要倡导文明健康绿色环保的生活方式，开展健康知识普及，树立良好饮食风尚，推广文明健康生活习惯。""要推动将健康融入所有政策，把全生命周期健康管理理念贯穿城市规划、建设、管理全过程各环节。"2020年11月12日，习近平总书记在江苏南通考察时指出："城市是现代化的重要载体，也是人口最密集、污染排放最集中的地方。建设人与自然和谐共生的现代化，必须把保护城市生态环境摆在更加突出的位置，科学合理规划城市的生产空间、生活空间、生态空间，处理好城市生产生活和生态环境保护的关系，既提高经济发展质量，又提高人民生活品质。"2021年4月30日，习近平总书记在主持十九届中共中央政治局第二十九次集体学习时指出："要深入打好污染防治攻坚战，集中攻克老百姓身边的突出生态环境问题，让老百姓实实在在感受到生态环境质量改善。要坚持精准治污、科学治污、依法治污，保持力度、延伸深度、拓宽广度，持续打好蓝天、碧水、净土保卫战。"加快将健康融入所有政策，意味着各级党委、政府应当把人民健康放在优先发展的战略地位，将健康理念融入各项政策及其制定过程，不仅是财政、税收、教育、卫生、科技等方面的具体政策，还包括经济、社会、文化、生态、政治、外交等方面的宏观政策，整个公共政策体系都要增加"健康意识"。各部门各行业要加强沟通协作，形成促进健康的合力，真正普及健康生活、优化健康服务、完善健康保障、建设健康环境、发展健康产业。

（七）构建人类卫生健康共同体

构建人类卫生健康共同体作为守护人类生命健康的新课题，是站在人类发展的高度、面向人类未来提出的重大理论创新成果，源于马克思共同体思想和人类命运共同体理念，植根于历次抗疫的经验总结，并在此次抗击新冠肺炎疫情实践中不断完善，卫生健康事业走出了一条具有中国特色的发展道路，逐渐形成较为丰富的、具有中国特色的卫生健康理论体系。2020 年 3 月 21 日，习近平主席就法国发生新冠肺炎疫情向法国总统马克龙致慰问电时，首次提出"打造人类卫生健康共同体"，此后又分别在多种场合重申这一倡议。构建人类卫生健康共同体是在新型冠状病毒肺炎疫情大流行背景下提出的重大倡议，是站在人类发展的高度、面向人类未来提出的重大理论创新成果。2020 年 6 月 2 日，习近平总书记在主持召开专家学者座谈会时强调："现在，新冠肺炎疫情仍在全球肆虐，我们要继续履行国际义务，发挥全球抗疫物资最大供应国作用，全面深入参与相关国际标准、规范、指南的制定，分享中国方案、中国经验，提升我国在全球卫生治理体系中的影响力和话语权，共同构建人类卫生健康共同体。"2020 年 9 月 8 日，习近平总书记在全国抗击新冠肺炎疫情表彰大会上强调："我们倡导共同构建人类卫生健康共同体，在国际援助、疫苗使用等方面提出一系列主张。中国以实际行动帮助挽救了全球成千上万人的生命，以实际行动彰显了中国推动构建人类命运共同体的真诚愿望！"2021 年 5 月 21 日，习近平总书记在全球健康峰会上指出："这场疫情再次昭示我们，人类荣辱与共、命运相连。面对传染病大流行，我们要秉持人类卫生健康共同体理念，团结合作、共克时艰，坚决反对各种政治化、标签化、污名化的企图。搞政治操弄丝毫无助于本国抗疫，只会扰乱国际抗疫合作，给世界各国人民带来更大伤害。"2021 年 7 月 6 日，习近平总书记在中国共产党与世界政党领导人峰会上强调："面对仍在肆虐的新冠肺炎疫情，我们要坚持科学施策，倡导团结合作，弥合'免疫鸿沟'，反对将疫情政治化、病毒标签化，共同推动构建人类卫生健康共同体。"打造人类卫生健康共同体以应对全球公共卫生危机的严峻挑战，这既是中国贡献的全球公共卫生治理中国方案，也是中国积极推动构建人类命运共同体的具体实践。作为人类命运共同体的重要组成部分，人类卫生健康共同体必须始终秉持休戚与共的整体意识、守望相助的合作意识、平等相待的包容意识和尊崇自然的生态意识，共同佑护各国人民生命和健康，共同佑护人类共同的地球家园。这不仅是人类命运共同体深刻内涵的总体要求，也是对百年未有之大变局下不稳定性、不确定性导致的全球公共卫生危机的必然回应。

三、彪炳史册的伟大成就

党的十八大以来，以习近平同志为核心的党中央坚持以人民为中心的发展思想，强调把人民健康放在优先发展的战略地位，把实现好、维护好、发展好人民群众健康利益作为医疗卫生事业发展的出发点和落脚点，明确了"以基层为重点，以改革创新为动力，预防为主，中西医并重，将健康融入所有政策，人民共建共享"的新时代党的卫生健康工作方针，从经济社会发展

图 9-6　美丽宜居的赣鄱大地

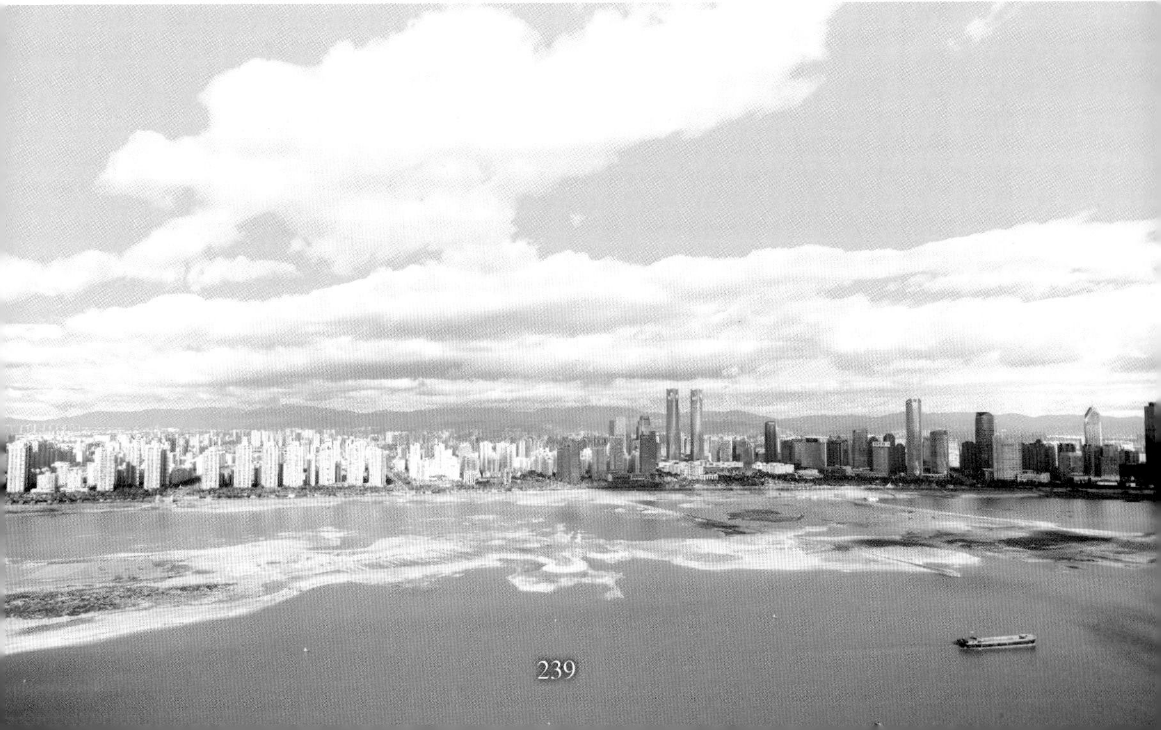

全局出发，作出"全面推进健康中国建设"重大决策部署，树立"大卫生、大健康"观念，推动"以治病为中心"向"以人民健康为中心"转变，颁布实施《"健康中国 2030"规划纲要》《中华人民共和国基本医疗卫生与健康促进法》，推进实施健康中国行动 15 个专项行动，全面开启健康中国建设新征程，我国卫生健康事业取得了巨大的成就，实现了主要健康指标居于中高收入国家前列的目标。2012—2020 年，我国居民人均预期寿命从 76.3 岁提高到 77.8 岁，孕产妇死亡率、婴儿死亡率、5 岁以下儿童死亡率分别从 24.5/10 万、10.3‰、13.2‰降至 16.9/10 万、5.4‰、7.5‰，主要健康指标总体上优于中高收入国家平均水平。此外，我国居民健康素养水平明显提升，从 2012 年的 8.80% 提高到 2020 年 23.15%；人民的卫生健康获得感明显提升，个人卫生支出占卫生总费用的比重从 34.34% 降至 27.7%。

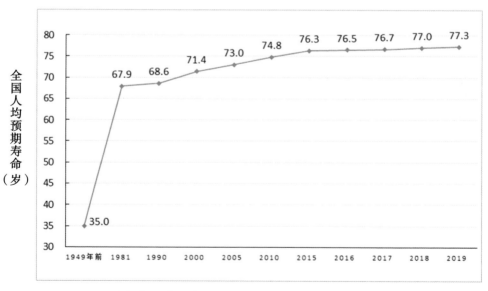

图 9-7　新中国成立前至 2019 年全国人均预期寿命变化情况

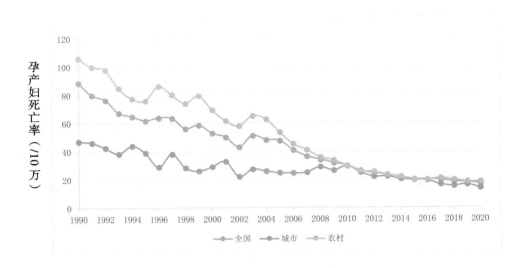

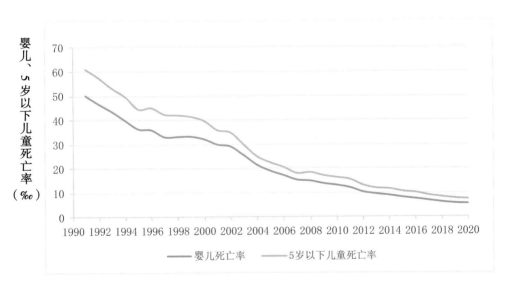

图 9-8 1990—2020 年全国婴儿、孕产妇和 5 岁以下儿童死亡率变化情况

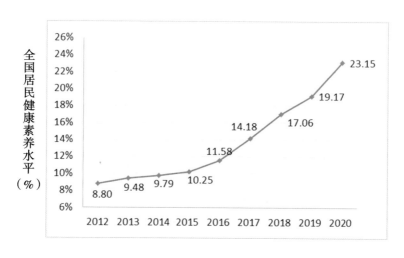

图 9-9　2012—2020 年全国居民健康素养水平变化情况

（一）健康中国行动开启全民健康新时代

为实施健康中国战略，2019 年 6 月，国务院印发《关于实施健康中国行动的意见》，在全国推动实施了健康中国行动，组织开展 15 个专项行动，通过全方位干预健康影响因素、维护全生命周期健康、防控重大疾病等多方面发力，稳步推进落实各项重点任务，政府主导、部门协同、全社会参与的模式初具雏形，从中央到地方、跨部门宽领域的工作网络基本形成，预防为主的大健康理念持续深化，关注健康、追求健康的社会氛围初步形成。

共建共享政策机制不断完善。国务院成立了由孙春兰副总理任主任，众多部门共同组成的健康中国行动推进委员会，委员会还组建了健康中国行动专家咨询委员会，从顶层设计确保行动高位部署、统筹推进。与爱国卫生工作优势互补、融合推进，在健康城市建设中开展行动创新试点。指导各地、各专项行动开展监测评估和考核工作，积极开展国家层面的监测考核，确保工作优质高效推进。

全民健康素养水平稳步提高。围绕健康知识普及、合理膳食、全民健身、控烟、心理健康促进等专项行动，全方位采取有效干预措施，大力倡导文明健康生活方式，着力提升群众健康素养。健全完善重点人群健康保障体系，强化健康服务，全生命周期健康维护能力持续提升。针对心脑血管疾病、癌症、慢性呼吸系统疾病等重大慢性病，以及各类重点传染病、地方病，持续强化疾病防控措施，有效遏制疾病发病率上升趋势。

健康中国行动品牌效应逐步显现。健全健康科普"两库一机制"，广泛开展宣传推广，推进健康中国行动专网建设，打造宣传倡导的重要平台，发出权威科学声音。组织开展"健康中国行动——各地行"品牌传播、健康中国行动标识征集、全国知识竞赛等活动，组织聘任健康中国行动形象大使和评选"健康达人"，不断扩大健康中国行动的影响力。强化每个人是自己健康第一责任人的理念，我国居民健康素养水平明显提升。

（二）深化医药卫生体制改革取得重大阶段性成效

党的十八大以来，以习近平同志为核心的党中央将深化医改纳入全面深化改革总体部署，强化医疗、医保、医药"三医联动"改革，全面推开公立医院综合改革，取消药品和耗材加成，以分级诊疗、现代医院管理、全民医保、药品供应保障、综合监管五项制度建设为重点的中国特色基本医疗卫生制度体系政策框架已经基本确立，深化医改在重点领域和关键环节取得突破性进展，全面破除实行了60多年的公立医院以药补医机制。

分级诊疗制度建设有序推进。医联体建设稳步实施，按照"规划发展、分区包段、防治结合、行业监管"原则，推进医联体网格化布局，组建各类医联体超过1.3万个，推动形成服务共同体、责任共同体、利益共同体、管理共同体。家庭医生签约服务质量进一步提高。远程医疗服务规范推进，逐步形成"国家、省、地市、县、乡"五级远程医疗服务体系，重点覆盖国家级贫困县和边远地区。基层医疗卫生服务能力不断强化，加强基层医疗卫生服务体系建设，实施基层中医药服务能力提升工程，推进国家医学中心和区域医疗中心建设，促进优质医疗资源逐步下沉。按照"县强、乡活、村稳、上下联、信息通、模式新"的思路，推进县域综合医改，深化基层医疗卫生机构综合改革，激发基层机构活力。

现代医院管理制度逐步建立。全面推进公立医院综合改革，2017年，全国所有公立医院取消了实行60多年的药品加成政策。逐步完善补偿机制，按照"腾空间、调结构、保衔接"的路径，积极推进医疗服务价格改革，诊疗费、护理费、手术费等收入占医疗收入比重持续提升。国务院办公厅对真抓实干成效明显的地方予以表彰奖励。公立医院党的建设持续加强，提升公立医院基层党建工作水平，推进党的建设与业务工作深度融合。人事薪酬制度改革不断深化，推行聘用合同制度，薪酬制度改革试点范围扩大到所有城市。现代医院管理制度试点稳步推进，遴选162家医院开展建立健全现代医院管理制度试点，积极推进医院章程试点。在全国启动三级公立医院绩效考核工作。医疗服务进一步改善，推行优质护理服务和同级检查检验结果互认，实施改善医疗服务行动计划，启动优质服务基层行活动，颁布《医疗纠纷预防和处理条例》。"医院满意度平台"数据显示，二、三级医院患者满意度达到90分以上。

全民医保制度逐步完善。用较短的时间建立起世界上规模最大的基本医疗保障网，居民参保率稳固在95%以上。全面建立城乡居民大病保险制度，覆盖10亿多居民。医保管理体制更加完善，组建国家医疗保障局，整合管理职能。全面实施医疗救助制度，开创性建立疾病应急救助制度，加快发展商业健康保险，开展工会医疗互助活动，各类保障制度逐步衔接互动。医保支付方式改革持续推进，开展按疾病诊断相关分组付费国家试点，推进多元复合式支付方式改革。跨省异地就医费用实现直接结算。

药品供应保障制度日益完善。实施药品生产、流通、使用全流程改革。推进药品价格改革，取消除麻醉和第一类精神药品之外绝大部分药品的政府定价，实际价格主要由市场竞争形成。深化药品医疗器械审评审批制度改革，鼓励新药和仿制药研发创新。国家基本药物制度更加完善，发布《国家基本药物目录（2018年版）》，基本药物数量由原来的520种增加到685种。短缺药品供应得到保障，提高监测预警能力，采取强化储备、统一采购、定点生产等方式保障供应。仿制药政策不断完善，推进仿制药质量和疗效一致性评价，促进仿制药替代使用。实行进口药品零关税，通过价格谈判，大幅降低抗癌药等药品价格。在"4+7"城市（北京、上海、天津、重庆、沈阳、大连、厦门、广州、深圳、成都、西安）开展国家药品集中采购和使用试点，25个中选药品价格平均降幅52%。药品销售规范发展，推行药品购销"两票制"，减少流通环节，推进追溯信息互联互通，发展现代化仓储物流。

综合监管制度加快建立。深化卫生健康领域"放管服"改革，逐步健全医疗卫生行业综合监管制度，建立部际联系机制，完善协调机制和督察机制。监管力度不断加强，完善综合监管"双随机、一公开"机制。打击欺诈骗保工作有力推进，出台欺诈骗取医保基金行为举报奖励暂行办法，逐步实现医保智能监控。药品全流程监管持续强化，推动药品监管全品种、全过程覆盖，抓好药品抽验和不良反应监测，保证安全有效。医药领域价格监管和反垄断执法持续深化。涉医违法犯罪联合惩戒制度建立完善，对破坏、扰乱医院正常诊疗秩序的涉医违法犯罪活动，跨部门实施联合惩戒。

优质高效医疗卫生服务体系正在建立。医疗卫生资源布局逐步改善，实施全民健康保障工程建设规划，重点支持县级医院、妇幼保健机构和专业公共卫生机构建设。优化医疗资源配置，启动国家医学中心和区域医疗中心建设，完善县域医疗卫生服务体系，85.8%的县级医院达到二级及以上医院水平。基层医疗卫生机构得到充分发展，80%以上的居民15分钟内能够到达最近的医疗点。2020年末，全国医疗卫生机构总数达1022922个，较2012年末增加了72625个。其中，2020年全国中医类医疗卫生机构总数达72355个，较2012年增加33038个。2012—2020年，每万人全科医生数从0.81人增长到2.90人，每千人口医疗卫生机构床位数从4.24张增长到6.64张，每千人口执业（助理）医师数从1.94人增长到2.90人，每千人口注册护士数从1.85人增长到3.34人。基本公共卫生服务均等化水平不断提高，人均基本公共卫生服务经费补助标准从2012年的25元提高到2020年的74元。健康产业和社会办医加快发展，推动医疗旅游先行区、健康产业创新示范区建设，优化办医疗机构跨部门审批，2020年民营医院总数达到2.35万家，占医院总数66.5%。"互联网＋医疗健康"加快发展，推进全民健康信息平台建设，二级以上医院普遍提供预约诊疗、检验检测结果查询、移动支付等线上服务。医养结合工作稳步推进，开展全国养老院服务质量建设专项行动，提升医养结合机构医疗卫生服务质量。医学人才培养力度持续加强，改革完善全科医生培养与使用激励机制。

（三）健康扶贫助力决胜脱贫攻坚取得决定性成就

习近平总书记指出："没有全民健康，就没有全面小康。"党的十八大以来，我国将健康扶贫作为打赢脱贫攻坚战的关键举措，大力实施健康扶贫工程，初步建立起防止因病致贫返贫的长效机制，帮助近 1000 万因病致贫、返贫户摆脱贫困，贫困人口基本医疗有保障的目标全面实现，为全面打赢脱贫攻坚战作出重要贡献。

县域医疗卫生服务能力明显提升。将加强县医院能力建设、"县乡一体、乡村一体"机制建设、乡村医疗卫生机构标准化建设作为主攻方向，强化资金投入、项目建设、人才培养，补短板、强弱项，全面改善贫困地区医疗卫生机构设施条件，提升服务能力。开展三级医院对口帮扶，通过上级医疗卫生机构选派医生到乡村巡诊、派驻等方式，远程医疗覆盖所有贫困县并向乡镇卫生院逐步延伸，推动优质资源向贫困地区倾斜并逐级下沉，全面消除贫困地区乡村医疗卫生机构和人员"空白点"，实现每个乡镇和每个行政村都有一个卫生院和卫生室并配备了合格医生，贫困地区县医院收治病种中位数已达到全国县级医院整体水平的 90%，服务能力得到跨越式提升。

贫困人口医疗费用负担有效减轻。因户、因人、因病精准施策，推动措施落实到人、精准到病。组织动员全国 80 多万基层医务人员全面摸清贫困人口患病情况，实施大病集中救治、慢病签约服务管理、重病兜底保障"三个一批"行动计划，大病专项救治病种扩大到 30 种，对贫困患者实行分类救治，实行"及时发现、精准救治、有效保障、动态监测"全过程管理，全面实现了对贫困人口的应治尽治、应签尽签、应保尽保，有效减轻了贫困人口医疗费用负担，累计分类救治 1900 多万贫困患者。截至 2020 年底，全口径基本医疗保险参保人数达 13.6 亿人，参保覆盖面稳定在 95% 以上，堪称世界医疗保障史上的奇迹。

影响人民群众健康的重大疾病问题得到有效解决。强化健康危险因素控制，推动健康扶贫关口前移。坚持预防为主，聚焦重点地区、重点人群、重点疾病，一地一策、一病一方，实施地方病、重大传染病、尘肺病防治攻坚行动，贫困地区艾滋病高发态势得到全面遏制，结核病、包虫病得到全面控制并逐步消除，克山病、燃煤污染型砷中毒、血吸虫病病区县消除率达到100%，碘缺乏病、大骨节病、燃煤污染型氟中毒病区县消除率达到96%以上，尘肺病患者得到有效救治，一些长期影响人民群众健康的重大疾病问题得到有效解决，取得历史性成就。强化妇幼、老人等重点人群健康改善，深入开展爱国卫生运动和健康促进，贫困地区健康环境全面改进，群众健康水平明显提升，为全面推进健康中国建设奠定了基础。

（四）中医药传承创新发展取得历史性成就

党的十八大以来，以习近平同志为核心的党中央坚持中西医并重，把中医药摆在了国家发展战略层面的重要位置，以前所未有的力度推进中医药改革发展，引领中医药事业取得历史性成就，中医药振兴发展迎来天时、地利、人和的大好时机，中医药事业走上了行稳致远的"高速路"。

中医药发展"四梁八柱"制度体系充分搭建。国家颁布中医药领域第一部基础性、综合性法律《中华人民共和国中医药法》，《中共中央国务院关于促进中医药传承创新发展的意见》发布，国务院印发《中医药发展战略规划纲要（2016—2030年）》，召开全国中医药大会，明确中医药发展的指导思想、目标任务、政策举措。推出中医诊所备案、确有专长人员医师资格考核等一批改革举措。

中医药服务能力和可及性显著提升。中医药深度融入医改大局，以较少资源提供了较多服务，放大了医改惠民效果。截至2020年，全国共有中医医疗机构72355个，其中中医类医院5482个，分别较2012年增加84.1%、61.4%；中医类医疗机构床位143.3万张，其中中医类医院114.8万张，分别较 2012 年增长 102.6%、87.4%；98.3% 的社区卫生服务中心、85.9% 的社区卫生服务站、97.1% 的乡镇卫生院和 71.3% 的村卫生室均能提供中医药服务。中医药在新冠肺炎疫情防控救治中发挥了重要作用，全国中医药参与救治确诊病例达 92%，充分彰显了中医药在防治常见病、慢性病、重大疾病特别是新发突发重大传染病中的独特优势和作用。

中医药现代化、国际化加快推进。屠呦呦研究员获得诺贝尔生理学或医学奖、国家最高科学技术奖。统筹推进文献传承和活态传承，建成 1482 个全国名老中医药专家传承工作室，127 个传统医药类项目入选国家级非物质文化遗产代表性项目。深入开展第四次全国中药资源普查，基本构建起中药资源动态保护和监测机制。40 个国家中医临床研究基地、145 个国家中医药管理局重点研究室在全国布局，中医药领域 3 家 P3 实验室列入国家建设规划，"十三五"期间，"中医药现代化研究"重点专项共立项 126 项，中央财政总投入经费达 14.51 亿元，涌现出一大批科研创新成果。深入开展中医中药中国行活动，我国公民中医药健康文化素养水平显著提高。中医药传播到 196 个国家和地区。实施中医药"一带一路"发展规划，建设一批中医药海外中心和国际合作基地。主办金砖国家卫生部长会暨传统医药高级别会议、上合组织传统医学会议，促进传统医学互学互鉴。推动成立秘书处设我国的国际标准化组织——中医药技术委员会，世界卫生组织首次将起源于中国的传统医学纳入第十一版国际疾病分类（ICD11），发布中医药国际标准 63 项。

【阅读拓展】

屠呦呦：以身试药　诺奖荣耀

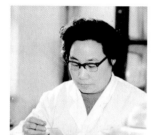

图 9-10　屠呦呦

2015 年 10 月，屠呦呦荣获诺贝尔生理学或医学奖，这是中国科学家首次在中国本土进行的科学研究而获诺贝尔科学奖，是中国医学界迄今为止获得的最高奖项，也是中医药成果获得的最高奖项。

1967 年 5 月 23 日，在毛泽东主席和周恩来总理的指示下，一个集中全国科技力量联合研发抗疟新药的"523"项目正式启动。1969 年 1 月 21 日，中医研究院受命加入"523"项目，大学时学习药学专业，毕业后又脱产学习过两年中医，科研功力扎实，时年 39 岁的屠呦呦被任命为课题研究组组长。

屠呦呦领导课题组从系统收集整理历代医籍、本草、民间方药入手，调查了 2000 多种中草药制剂，选择了其中 640 种可能治疗疟疾的药方。最后，从 200 种草药中，得到 380 种提取物用于小白鼠身上的抗疟疾检测。利用现代医学和方法进行分析研究，不断改进提取方法，但进展并不顺利。

"我面临研究困境时，又重新温习中医古籍，进一步思考东晋葛洪《肘后备急方》有关'青蒿一握，以水二升渍，绞取汁，尽服之'的截疟记载，这使我联想到提取过程可能需要避免高温，由此改用低沸点溶剂的提取方法。"中国古老医学给屠呦呦及科研团队"关键启发"。

屠呦呦意识到，温度是提取抗疟中草药有效成分的关键。经过周密思考，屠呦呦重新设计了新的提取方案，结果证明：青蒿乙醚提取物去掉其酸性部分，剩下的中性部分抗疟效果最好。在历经191次试验后，屠呦呦课题组终于发现了抗疟效果为100%的青蒿提取物。

获得有效样品只是第一步，要应用还必须先进行临床试验，为不错过当年的临床观察季节，屠呦呦向领导提交了志愿试药报告，并郑重提出："我是组长，我有责任第一个试药！"

1972年7月，屠呦呦等3名科研人员一起住进北京东直门医院，成为首批人体试验的志愿者。经过一周的试药观察，未发现该提取物对人体有明显毒副作用。随后，屠呦呦亲自带上样品，赶赴海南昌江疟疾高发区，顶着烈日跋山涉水，在病人身上试验，完成了21例临床抗疟疗效观察，效果令人满意。

此后，课题组再接再厉，在1972年11月获得有效的青蒿素晶体，1973年上半年完成了系列安全性试验，当年秋天用青蒿素胶囊在海南进行了首次临床试用；与中国科学院生物物理所、上海有机所等单位合作，在1975年底测定了青蒿素的化学结构。1986年10月，青蒿素获得卫生部颁发的新药证书。

目前，以青蒿素为基础的复方药物已经成为全世界疟疾的标准治疗药物。屠呦呦先驱性地发现了青蒿素，开创了疟疾治疗新方法，全球数亿人因这种"中国神药"而受益。

中医药人才队伍建设得到加强。坚持医教协同，深入推进中医药教育教学改革。实施中医药传承与创新"百千万"人才工程（岐黄工程），遴选培养99名岐黄学者、500名第四批全国优秀中医临床人才、100名西医学习中医优秀人才、5000余名中医药中青年骨干人才等，探索中医药高层次人才培养新机制。健全中医药人才评价激励机制，评选表彰90名国医大师、100名全国名中医、60名中医药高等学校教学名师、80名全国中医药杰出贡献奖获得者。截至2020年底，全国卫生机构中医类别执业（助理）医师达68.5万人，比2012年增长了91.9%。

（五）新冠肺炎疫情防控取得重大战略成果

新冠肺炎疫情是百年来全球发生的最严重的传染病，是新中国成立以来我国遭遇的传播速度最快、感染范围最广、防控难度最大的重大突发公共卫生事件。面对突如其来的疫情，习近平总书记亲自指挥、亲自部署，英明果断、统揽全局，作出历史性抉择，以非常之举应对非常之事，以举国之力对决重大疫情，带领14亿多中国人民开展了一场艰苦卓绝、气壮山河的伟大抗疫斗争，用1个多月的时间初步遏制疫情蔓延势头，用2个月左右的时间将本土每日新增病例控制在个位数以内，用3个月左右的时间取得武汉保卫战、湖北保卫战的决定性成果，进而又接连打了几场局部地区聚集性疫情歼灭战，夺取了全国抗疫斗争重大战略成果。

人民至上、生命至上，果断打响疫情防控的人民战争、总体战、阻击战。党中央坚持把人民生命安全和身体健康放在第一位，第一时间实施集中统一领导，成立中央应对疫情工作领导小组，派出中央指导组，建立国务院联防联控机制，中央政治局常委会、中央政治局密集召开会议研究决策，领导组织党政军民学、东西南北中大会战，提出坚定信心、同舟共济、科学防治、精准施策的总要求，明确坚决遏制疫情蔓延势头、坚决打赢疫情防控阻击战的总目标，周密部署武汉保卫战、湖北保卫战，因时因势制定重大战略策略。党中央举全国之力实施规模空前的生命大救援，用 10 多天时间先后建成火神山医院和雷神山医院、大规模改建 16 座方舱医院、迅速开辟 600 多个集中隔离点，19 个省区市对口帮扶除武汉以外的 16 个市州，最优秀的人员、最急需的资源、最先进的设备千里驰援，在最短时间内实现了医疗资源和物资供应从紧缺向动态平衡的跨越式提升。提出早发现、早报告、早隔离、早治疗的防控要求，确定集中患者、集中专家、集中资源、集中救治的救治要求，把提高收治率和治愈率、降低感染率和病亡率作为突出任务来抓。全力以赴救治患者，不遗漏一个感染者，不放弃每一位病患者，坚持中西医结合，费用全部由国家承担，最大程度地提高了治愈率、降低了病亡率。

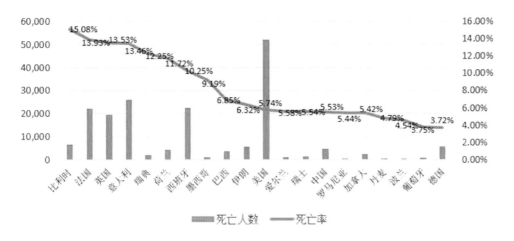

图 9-11 2020 年新冠肺炎死亡率排名前 20 位国家的死亡人数及死亡率

【阅读拓展】

张定宇："我必须跑得更快，才能跑赢时间"

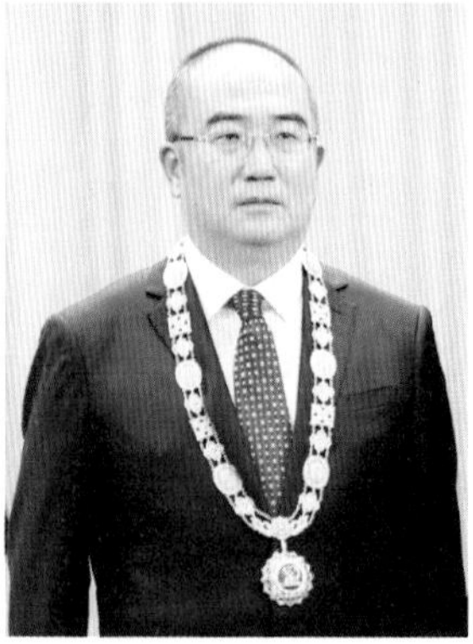

图 9-12　张定宇

2019 年 12 月 27 日晚 7 时，像往常一样，湖北省武汉市金银潭医院张定宇院长仍在办公室工作，他的手机突然响了，本市同济医院的一位专家语气急迫地说："有一位不明原因肺炎患者，肺部呈磨玻璃状，疑似一种新型传染病。第三方基因检测公司已在病例样本中检测出冠状病毒 RNA。"

12 月 29 日下午，湖北省中西医结合医院出现 7 名奇怪的发烧患者，所述症状与同济医院那名患者类似。张定宇马上前往会诊，并叮嘱务必做好二级防护，出动专用负压救护车，又再三强调：每名患者单独接送，一人一车。直到深夜 12 时左右，才小心翼翼地把患者陆续接入金银潭医院南 7 楼重症病区。

4 天后，金银潭医院正式开辟专门病区。凭着多年专业经验，张定宇一边叮嘱医务人员加强防护，一边带领大家率先采集了这 7 名病人的支气管肺泡灌洗液，火速送往中科院武汉病毒所检测。这不仅为中国抗疫提供了病原学方向，还为临床救治与疫苗研究争取了时间。

在这场与新型冠状病毒的战役中，张定宇坦言，最大的挑战，就是病人数量激增与医疗资源不足之间的矛盾。"春节前后病人暴增,几乎每两天就要开辟一层新病区。这个病区要收满了,另一个病区就要准备清理、消毒,工作量非常大,每个人都绷紧了弦。"

最初一个多月,清早6点起床、次日凌晨1点睡觉已经是张定宇的常态。好几个夜晚,凌晨2点他刚躺下,4点就被手机叫醒,但他仍觉得时间不够用。"我必须跑得更快,才能跑赢时间,才能从病毒手里抢回更多的病人"张定宇说。

这就是人民英雄,扎根医疗一线的杰出代表张定宇,疫情期间义无反顾、冲锋在前、救死扶伤,为打赢湖北武汉保卫战作出重大贡献。他是一个战斗者,一个指挥者,也是一颗"定心丸"。作为一名渐冻症患者,他的双腿已经开始萎缩,但他站立的地方,是最坚实的阵地。

立足全局、着眼大局,及时作出统筹疫情防控和经济社会发展的重大决策。以习近平同志为核心的党中央坚持人民至上、生命至上,准确把握疫情形势变化,统筹国内国际两个大局、统筹疫情防控和经济社会发展,坚持依法防控、科学防控,推动落实分区分级精准复工复产,引领中国经济稳中向好,高质量发展取得新成效,社会大局保持稳定,脱贫攻坚战取得全面胜利,在中华大地上全面建成了小康社会,开启了全面建设社会主义现代化国家新征程。加大宏观政策应对力度,扎实做好"六稳"工作,全面落实"六保"任务,制定一系列纾困惠企政策,出台多项强化就业优先、促进投资消费、稳定外贸外资、稳定产业链供应链等措施,促进新业态发展,推动交通运输、餐饮商超、文化旅游等各行各业有序恢复,实施支持湖北发展一揽子政策,分批分次复学复课。以更大的决心、更强的力度推进脱贫攻坚,支持扶贫产业恢复生产，优先支持贫困劳动力务工就业，防止因疫致贫或返贫。及时将全国总体防控策略调整为"外防输入、内防反弹"，推动防控工作由应急性超常规防控向常态化防控转变，健全及时发现、快速处置、精准管控、有效救治的常态化防控机制。我国成为疫情发生以来第一个恢复增长的主要经济体，在疫情防控和经济恢复上都走在世界前列，2020 年在全球主要经济体中唯一实现经济正增长，决胜全面建成小康社会取得了决定性成就，显示了中国的强大修复能力和旺盛生机活力。

携手抗疫、命运与共，积极倡导携手共建人类卫生健康共同体。本着公开、透明、负责任的态度，积极履行国际义务，第一时间向世界卫生组织、有关国家和地区组织主动通报疫情信息，第一时间发布新冠病毒基因序列等信息，第一时间公布诊疗方案和防控方案，同许多国家和地区组织开展疫情防控交流活动 70 多次，开设疫情防控网上知识中心并向所有国家开放，毫无保留同各方分享防控和救治经验。倡导共同构建人类卫生健康共同体，在自身疫情防控面临巨大压力的情况下，尽己所能为国际社会提供援助，在国际援助、疫苗使用等方面提出一系列主张，中国以实际行动帮助挽救了全球成千上万人的生命，以实际行动彰显了中国推动构建人类命运共同体的真诚愿望。中国的抗疫斗争，充分展现了中国精神、中国力量、中国担当。

在这场同严重疫情的殊死较量中，中国人民和中华民族以敢于斗争、敢于胜利的大无畏气概，铸就了"生命至上、举国同心、舍生忘死、尊重科学、命运与共"的伟大抗疫精神。

生命至上，集中体现了中国人民深厚的仁爱传统和中国共产党人以人民为中心的价值追求。"爱人利物之谓仁"，疫情无情人有情。人的生命是最宝贵的，生命只有一次，失去不会再来。在保护人民生命安全面前，我们必须不惜一切代价，我们也能够做到不惜一切代价，因为中国共产党的根本宗旨是全心全意为人民服务，我们的国家是人民当家作主的社会主义国家。我们果断关闭离汉离鄂通道，实施史无前例的严格管控。作出这一决策，需要巨大的政治勇气，需要果敢的历史担当。为了保护人民生命安全，我们什么都可以豁得出来。从出生仅 30 多个小时的婴儿到 100 多岁的老人，从在华外国留学生到来华外国人员，每一个生命都得到全力护佑，人的生命、人的价值、人的尊严得到悉心呵护。这是中国共产党执政为民理念的最好诠释，是中华文明人命关天的道德观念的最好体现，也是中国人民敬仰生命的人文精神的最好印证。

举国同心，集中体现了中国人民万众一心、同甘共苦的团结伟力。面对生死考验，面对长时间隔离带来的巨大身心压力，广大人民群众生死较量不畏惧、千难万险不退缩，或向险而行，或默默坚守，以各种方式为疫情防控操心出力。长城内外、大江南北，全国人民心往一处想、劲往一处使，把个人冷暖、集体荣辱、国家安危融为一体，"天使白""橄榄绿""守护蓝""志愿红"迅速集结，"我是党员我先上""疫情不退我不退"，誓言铿锵，丹心闪耀。14 亿中国人民同呼吸、共命运，肩并肩、心连心，绘就了团结就是力量的时代画卷。

舍生忘死，集中体现了中国人民敢于压倒一切困难而不被任何困难所压倒的顽强意志。危急时刻，又见遍地英雄。各条战线的抗疫勇士临危不惧、视死如归，困难面前豁得出、关键时刻冲得上，以生命赴使命，用大爱护众生。他们中间，有把生的希望留给他人而自己错过救治的医院院长，有永远无法向妻子兑现婚礼承诺的丈夫，也有牺牲在救治岗位留下幼小孩子的妈妈……面对疫情，中国人民没有被吓倒，而是用明知山有虎，偏向虎山行的壮举，书写下可歌可泣、荡气回肠的壮丽篇章。中华民族能够经历无数灾厄仍不断发展壮大，从来都不是因为有救世主，而是因为在大灾大难前有千千万万个普通人挺身而出、奋勇前行。

尊重科学，集中体现了中国人民求真务实、开拓创新的实践品格。面对前所未知的新型传染性疾病，我们秉持科学精神、科学态度，把遵循科学规律贯穿到决策指挥、病患救治、技术攻关、社会治理各方面全过程。在没有特效药的情况下，实行中西医结合，先后推出八版全国新冠肺炎诊疗方案，筛选出"三药三方"等临床有效的中药、西药治疗办法，被多个国家借鉴和使用。无论是抢建方舱医院，还是多条技术路线研发疫苗；无论是开展大规模核酸检测、大数据追踪溯源和健康码识别，还是分区分级差异化防控、有序推进复工复产，都是对科学精神的尊崇和弘扬，都为战胜疫情提供了强大科技支撑。

命运与共，集中体现了中国人民和衷共济、爱好和平的道义担当。大道不孤，大爱无疆。我们秉承"天下一家"的理念，不仅对中国人民生命安全和身体健康负责，也对全球公共卫生事业尽责。我们发起了新中国成立以来援助时间最集中、涉及范围最广的紧急人道主义行动，为全球疫情防控注入源源不断的动力，充分展示了讲信义、重情义、扬正义、守道义的大国形象，生动诠释了为世界谋大同、推动构建人类命运共同体的大国担当。

四、弥足珍贵的经验启示

党的十八大以来的近 10 年，是我国卫生健康事业投入力度大、发展速度快、人民群众获得实惠多、国内外影响力空前提升的重要时期。特别是党中央、国务院立足国情，放眼世界，积极开展了卓有成效的理论创新、制度创新和道路创新，初步搭建起保障人人享有基本医疗卫生服务的制度框架，基本构建起与经济社会发展水平相适应的卫生健康事业发展政策体系，中国卫生健康事业走出了一条具有中国特色的发展道路，其中的宝贵经验不仅给中国人民带来了福祉，也为世界各国人民贡献了中国智慧。

（一）必须坚持党对卫生健康工作的全面领导

人民的卫生健康事业因党而生。中国共产党从成立之时起就把发展卫生健康事业，保障人民健康同争取民族独立、人民解放和国家富强、人民幸福的伟大目标紧紧联系在一起。有了中国共产党，才有了广大群众平等看病就医的权利。推进健康中国建设，是我们党对人民的郑重承诺。以人民群众需求为导向，以严重影响健康的问题为导向，党的十八大以来的探索实践深刻表明了我们党和国家对于维护人民健康的高度重视和坚定决心。各级党委和政府始终坚持党的领导这一重大政治原则，将实施健康中国战略列入执政为民的重要使命和建设现代化国家的重点任务，强化责任担当，狠抓推动落实，建立健全党委统一领导、党政齐抓共管的工作格局。

（二）必须坚持以人民健康为中心的发展思想

人民健康是发展的根本目的，是全体人民的共同追求。以人民健康为中心的发展理念，是我们党以人民为中心发展思想的具体体现，彰显了"人民至上""生命至上""健康为先"的价值取向，不仅为健康中国建设指明了方向，而且将极大提高人民群众的获得感、幸福感、安全感，从而凝聚起建设健康中国的强大力量。这一理念的提出，明确了健康中国建设的出发点和落脚点，把人民群众由过去单纯被视为卫生健康行业的"病人"转变为卫生健康领域的"主人"，把卫生健康事业的使命任务由过去单纯的"救死扶伤"拓展到"全方位全周期健康服务"。发展人民的卫生健康事业，必须始终践行党的宗旨、坚守为民立场，把实现好、维护好、发展好人民群众健康利益作为医疗卫生事业发展的出发点和落脚点，不断提升为人民健康服务的能力和水平。

（三）必须坚持新时代党的卫生与健康工作方针

方向决定前途。卫生与健康工作方针既是对健康发展趋势的科学把握，也是对健康发展内在规律的深刻揭示。实施好新时代卫生与健康工作方针，是我国卫生健康事业发展一以贯之的基本要求。遵循卫生健康工作方针，就是遵循事业的改革发展规律。卫生健康事业改革发展规律表明，很多事情不可能毕其功于一役，诸如人才培养、基层建设、三医联动等，都需要久久为功、埋头苦干，通过扎实的工作才能见成效。而用方针检验改革措施和步骤，也可以最大限度压缩改革成本。吃透方针、消化方针，将方针转化为健康中国的现实场景，要求我们带着信心与定力，怀有梦想与热情，在追梦的道路上始终带有家国情怀。追梦瞄准的是老百姓健康利益的大方向，只有站得高，所看到的前景才会更明朗，所能影响、带动的人才会越来越多，眼前的路才会越走越通畅。

（四）必须坚持"大卫生、大健康"的发展理念

"大卫生、大健康"理念是实施健康中国战略的行动引领。习近平总书记在全国卫生与健康大会上进一步明确提出的"大卫生、大健康"理念，要求将尚未患病的老人、儿童、亚健康人群等疾病易感人群也包含进服务范围中来，加强了对疾病预防的重视程度，并以健康内涵扩展后的标准来调整卫生与健康服务的对象范围。全方位、全周期保障人民健康，不仅要关注个人遗传基因、生活方式对健康的影响，更要关注自然环境、气候变化等生态因素和家庭、社区、工业化、城镇化等社会经济发展因素对健康的影响；不仅要关注重点人群的健康状况，也要关注一般人群的健康状况。要针对人民群众不同年龄阶段的健康需求，提供全方位、全生命周期，多样化、个性化的健康服务，着力提升全民健康水平。

【阅读拓展】

胡敏华："成为照亮别人的光"

2021年9月2日，第48届南丁格尔奖颁奖大会在北京人民大会堂举行，为包括南昌市第九医院主任护师胡敏华在内的3名中国获奖者颁奖。

2000 年，南昌市第九医院被确定为江西省艾滋病治疗中心，护士长的职务落在了具有丰富临床护理经验的胡敏华身上。当时，艾滋病防治在江西尚处空白。她结合多年的护理经验，在摸索中建立起艾滋病门诊工作制度、接诊流程和护理常规等。

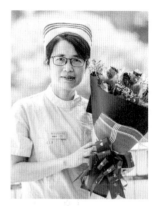

图 9-13　胡敏华

2003 年 8 月 31 日，南昌市第九医院收治了首例艾滋病住院患者。该患者因吸食毒品而感染艾滋病病毒，入院时身上布满了注射毒品留下的针眼。

年轻护士不敢上前，当时作为护士长的胡敏华虽害怕，但还是为患者进行了护理工作。在患者此后近两个月的住院时间里，是胡敏华的悉心照顾使其逐渐敞开心扉。

在做好临床护理工作的同时，胡敏华意识到：艾滋病本身并不可怕，可怕的是人们对艾滋病的不了解，以及艾滋病感染者和患者的自我放弃。

对此，胡敏华在中国社交平台新浪微博上开通了实名认证账号"与艾滋病为邻"，抽空为网友解答各种咨询问题。目前，该账号拥有 7 万多名粉丝。

"我们在为病友服务的过程中，病友也给予了我们很多，大家一起携手共同成长。"胡敏华认为，南丁格尔奖章这沉甸甸的荣誉，是一种鞭策和激励，也是一份责任和使命。"这份荣誉不是属于我个人的，而是属于全体江西护理人和志愿者。"

"每个人心中有光，既能照亮自己，也可以点亮别人。"胡敏华呼吁，希望有更多人一同参与到志愿服务中来，为人类健康事业贡献自己的光和热。

（五）必须坚持走中国特色卫生健康发展道路

走自己的路，是党的全部理论和实践立足点。实践证明，唯有深刻把握国情，充分尊重规律，坚定不移走自己的路，才是正道。今天，我国用相对较少的投入解决了全世界 1/6 人口的看病就医问题，居民人均预期寿命不断提高，主要健康指标优于中高收入国家平均水平，卫生健康事业发展实现历史性跨越，坚持党的领导、坚持走正确的道路是根本原因。必须清醒地看到，当前，卫生健康事业改革发展面临新机遇的同时，也面临新问题和新挑战。越是充满艰难险阻，越要坚定道路自信，敢闯敢试。只要我们顺应时代潮流，回应人民要求，科学应变、主动求变，就一定能找到破解难题的"中国方案"。在向第二个百年奋斗目标奋进的新征程中，我们要继续发挥人民首创精神，充分尊重人民所表达的意愿、所创造的经验、所发挥的作用，汇聚起坚不可摧的前进力量，在卫生健康领域创造出更多令世人瞩目的发展奇迹。

（六）必须坚持基本医疗卫生事业的公益性质

公立医院是我国医疗服务体系的主体，坚持公立医院姓"公"，巩固、强化、壮大公立医院，是回应人民期待、满足民生之需、提升民生福祉的集中体现，是保障人民群众身体健康和生命安全，增强人民群众的获得感、幸福感、安全感的重要举措。无论社会发展到什么程度，我们都要毫不动摇把公益性写在医疗卫生事业的旗帜上，不能走全盘市场化、商业化的路子。只有坚持基本医疗卫生事业的公益性，加快优质医疗资源扩容和区域均衡布局，继续强化公立医院的中流砥柱作用，加大公立医疗卫生机构建设力度，才能让广大人民群众就近享有公平可及、系统连续的健康服务。要实现这一目标，医药体系、医保体系、医疗体系必须统筹改革，做到"三个回归"，即让公立医院回归公益性质、让医生回归看病角色、让药品回归治病功能，最终使公众健康得到更好的维护。

（七）必须坚持不断提升医疗卫生服务质量安全水平

持续改进质量，保障医疗安全，为人民群众提供安全、优质的医疗服务是卫生健康工作的核心任务，也是深入推进医疗卫生事业高质量发展的重要工作内容。党中央、国务院高度重视医疗质量安全管理工作，通过多年的建设与发展，尤其是"十三五"以来，我国医疗质量管理与控制体系不断完善，工作机制日益成熟，医疗质量安全管理科学化、规范化、精细化程度不断提高，医疗质量安全基线情况逐步清晰，医疗质量安全水平持续提升。要进一步聚焦医疗质量安全的薄弱环节和关键点，明确行业改进方向，通过不断完善制度、扩展服务、提高质量，加快建立优质高效的医疗卫生服务体系，对各类损害人民群众身体健康和生命安全的违法行为依法惩治，保证医疗服务安全可靠，保障人民健康权益。

（八）必须坚持发挥广大医务人员主力军作用

广大医务人员是深化医改和提供医疗卫生服务的主力军。"人民群众得实惠、医务人员受鼓舞"也是公立医院改革的重要目标。关心爱护医务人员，就是保护和发展医疗卫生生产力。要推进薪酬制度、职称晋升等改革，通过建立以公益性为导向的绩效考核机制和内部分配办法，鼓励多劳多得、优绩优酬，提高临床一线医务人员收入水平。医疗机构要合理调配安排医务人员工作量，优化医疗服务岗位人力资源配置、工作流程和工作环境，执行法定休假制度，减少"战时状态"，避免过度劳累。要创新人才评价机制，加快推进卫生职称改革，赋予医学科研人员更大的人财物支配权和技术决策权。要积极鼓励引导医生在区域内多地点执业，医院要适应医生多地点执业的发展形势和挑战，任何医疗机构不得对医生多点执业设置隐性条件和障碍。要依法严厉打击涉医违法犯罪，对暴力伤医"零容忍"，坚决保护好医务人员人身安全，创造条件让医务人安心、放心、舒心从事救死扶伤的神圣事业。要开展好"中国医师节"活动，增强医务人员职业荣誉感和归属感。

（九）必须坚持把卫生健康工作与群众工作结合起来

群众路线是我们党的生命线和优良传统，也是卫生健康事业发展的根本方法。在健康中国建设的新征程上，以习近平同志为核心的党中央更加强调政府、社会、个人的健康责任。在指挥部署抗击新冠肺炎疫情的过程中，习近平总书记多次强调："打赢疫情防控这场人民战争，必须紧紧依靠人民群众。"历史和现实告诉我们，坚持和完善中国特色卫生健康发展道路，全面建设健康中国，必须充分依靠人民群众。要坚持政府主导与调动社会、个人的积极性相结合，将维护人民健康从传统的疾病防治拓展到影响健康的各个领域，推动人人参与、人人尽力、人人享有，使健康促进成为全社会的共识和自觉行动，实现全民健康。要进一步丰富爱国卫生工作内涵，创新方式方法，推动从环境卫生治理向全面社会健康管理转变，推进倡导文明健康、绿色环保生活方式和活动，解决好制约国民健康改善的全局性、根本性和长期性问题。

（十）必须坚持医疗卫生国际合作促进建设人类命运共同体

在全球化的时代，你中有我、我中有你，每个国家都无法独善其身。一个国家若想获得长远的发展，若想持续提升人民的健康及生活水平，一定离不开国际合作。各国都要秉持守望相助、同舟共济的理念，才能最终实现共同发展、共同进步。在联合国体系框架下，中国已成为全球治理的重要力量，成长为积极的建设者和领导者之一，也成为医疗卫生领域国际合作的倡导者、推动者和践行者，全面展示了我国国际人道主义和负责任大国形象，国际社会也给予广泛好评。面对来势汹汹的新冠肺炎疫情，中国政府第一时间向国内外发布疫情信息，第一时间分享病毒研究成果，积极回应国际社会关切，发起新中国成立以来最大规模的全球紧急人道主义行动，以实际行动彰显了中国推动构建人类卫生健康共同体的真诚愿望，展现负责任大国形象。世界各国命运休戚与共，必须共筑人类卫生健康共同体，以合作的方式共同维护和促进包括中国人民在内的全人类的生命健康安全与健康可持续发展。

人民卫生健康事业进入新时代以来的发展有力地证明：凭借中国共产党的坚强领导和中国人民的共同努力，凭借中国日益强盛的国力和健康中国发展战略，中国人民一定会迎来更加健康幸福的美好未来。面向未来，要把党领导卫生健康事业宝贵经验传承好、发扬好。

习近平总书记以宏阔的视野、非凡的气魄、科学的决策，指明了健康中国建设的新航向、新坐标、新方位。到 2030 年，促进全民健康的制度体系更加完善，健康领域发展更加协调，健康生活方式得到普及，健康服务质量和健康保障水平不断提高，健康产业繁荣发展，基本实现健康公平，主要健康指标进入高收入国家行列。到 2035 年，建成健康中国。到 2050 年，建成与社会主义现代化国家相适应的健康国家。

健康中国的蓝图，汇聚着亿万人民的期待，饱含着人民领袖的深情。让我们同心筑梦新时代、携手奋进新征程，共同迎接健康中国美好的明天！

后 记

2021年是中国共产党成立100周年，也是全党深入开展党史学习教育之年。做好人民卫生健康事业发展历史的梳理总结工作，对于赓续红色血脉，传承红色基因，激励卫生健康战线广大干部群众打赢常态化疫情防控阻击战、歼灭战，深入实施健康中国战略，全面推进卫生健康事业高质量发展，具有重要的现实意义和深远的历史意义。

由江西省卫生健康委员会党组书记、主任王水平亲自点题、亲自谋划、亲自布署，今年5月，《人民卫生健康事业从这里出发》一书开始筹备编纂。参与这项工作的专家学者坚定政治站位，以强烈的历史担当和真挚的为民情怀，在较短时间内成书。谨以本书献礼伟大的中国共产党百年华诞，喜迎党的二十大胜利召开。本书还是江西宣传推介红色卫生健康历史的靓丽名片和重要载体，同时希望本书成为卫生健康工作者"不忘初心、牢记使命"的生动教材。

本书力图从多角度多视野，系统全面梳理人民卫生健康事业发展的光辉历程，特别是从江西起源、萌芽和发展的过程，通过讲述感人事迹、回眸辉煌成就，展现医务工作者白手起家、艰苦创业的生动实践，讴歌他们出生入死、救死扶伤的伟大情怀和革命精神，再现中国共产党筚路蓝缕、开拓创新的艰难发展历程，突显人民至上、一切为了人民健康的核心理念。期盼《人民卫生健康事业从这里出发》这本书，能够让读者从中获得精神鼓舞，升华思想境界，陶冶道德情操，为实现中华民族伟大复兴而不懈奋斗。

江西省卫生健康委员会党组高度重视本书的编纂出版工作，将其纳入委"学党史、悟思想、办实事、开新局"重大任务，并交由江西省爱国卫生与健康宣传促进中心组织专门力量具体承办。有关工作人员分赴全省11个设区市踏寻红色卫生健康故地，在学习革命先辈崇高理想信念和无私奉献精神的同时，做了大量的史料收集整理加工工作。在编纂前期，组织专家深入实地考察，开展红色卫生健康史料的收集、整理工作，在数月时间内连续多次召开编审专家会议，探讨解决写作过程中遇到的各种难题。

本书立项得到江西省社会科学界联合会的鼎力支持，是江西省社会科学基金重大项目的结项成果。

江西省卫生健康委员会、中国井冈山干部学院、赣南医学院、南昌医学院等单位的专家参与了各章节的编写工作，贺文赞承担第一章，刘孝杰承担第二章，张莉芳承担第三章，邱明承担第四章，钟小芳承担第五章，毛磊焱承担第六章，刘付春承担第七章，肖小明承担第八章，徐潮承担第九章。

国家卫生健康委员会、中共江西省委宣传部、中共江西省委党史研究室对本书的编辑出版给予悉心指导，中文天地出版传媒集团总编辑游道勤参与本书审稿，对书稿定位、大纲制订以及章节布局等方面提出了许多建设性的指导意见，徐雅金、戴岳华、周翔、王乃清、姚秀秀、易双洪等参与了本书的史料搜集整理工作，刘善玖为书稿提供了许多珍贵的史料图片，陈国安、吕志龙为书稿拍摄了部分图片，省内外许多史料机构对我们收集整理红色卫生健康文献资料提供了热情的帮助，在此一并致以诚挚的谢意。

　　本书从策划选题、搜集资料到实地调查、书稿写作，历时较短。由于时间仓促，时代久远史料缺失，加上编者水平所限，书中难免存在疏漏和不当之处，敬请专家、学者和广大读者批评指正。

编者

2021 年 12 月